基礎から学ぶ、

ハンセン病問題

教訓を〝希望ある未来〟に生かすために

内田博文 著 Hirofumi Uchida

Problems of
Hansen's Disease

現代人文社

はしがき

　病気にならない人はいない。病気になると、医療の門をくぐることになる。その医療が、国民・住民の命と暮らしを守るものではなく、むしろ反対に国民・住民の命と暮らしを侵害するものだとすれば、いかがか。社会防衛に傾斜し、ときには戦争の遂行に協力するなど、国策に奉仕するものだとすれば、いかがか。

　日本の医療に限ってそんなことはないと否定する方も多いかもしれない。しかし、国のハンセン病政策の歴史を振り返ると、日本の医療のそんな姿がよく見えてくる。ハンセン病問題こそは、日本の医療制度の実相を写す鏡だともいえる。

　日本の医療体制の特徴としては、開業医ないし私立病院中心、病床数の多さ、長期の入院、少ない医師数などが挙げられる。そのため、脆弱な医療制度となっている。このような中で、公立病院の統廃合が国によって進められようとしている。

　広島県府中市は、広島県知事による地方独立行政法人府中市病院機構の認可処分を受けて、2012年4月1日を目途に、府中市立府中北市民病院を廃止し、その病院事業を、府中市病院機構が新たに設立する府中北市民病院に承継させることを表明した。府中市の住民らは、府中北市民病院の廃止の差止めなどを求め、広島地裁に地方独立行政法人認可取消等請求訴訟を提訴した。しかし、広島地裁の2014年7月16日判決（判例集未登載）は、行政事件訴訟法上の要件がないとして、住民らの請求を棄却した。控訴審判決、上告審決定でも請求棄却され、門前払いが確定した。

　憲法第25条だけでは、国民の「医療を受ける権利」が保障されないことが明らかになった。「患者の権利法」が制定されている諸外国との差は大きい。今も日本の医療制度は国策に奉仕するという面を多分に有している。国の誤った強制隔離政策で日本国憲法の埒外（らちがい）に置かれ続けたハンセン病療養所の入所者は、今もこの日本の脆弱な医療制度に苦しんでいる。必要な医療従事者を確保できな

い状態が続いている。退所者にとっても社会の医療は「無いもの」に近いと言ってもよく、再入所を余儀なくされる者も出ている。

このような情報を多くの国民・住民は知らない。知らされていないからである。日本は先進国で、日本の医療制度も先進国のそれと同様に、国民・住民の命と暮らしを守るように枠づけられている。このように思っている方は多いのではないか。

ハンセン病問題の教訓は生かされていない。教訓を生かすためには、ハンセン病問題の認知度を上げていかなければならない。しかし、現状は乏しいものがある。

内閣府の実施している「人権擁護に関する世論調査」では、ハンセン病患者・元患者やその家族についての認知度は、2017（平成29）年10月調査では11.2％だったが、今回の2022（令和4）年8月調査では10.5％に低下している。

2022年8月調査における個別の人権課題の認知度を見ると、インターネット上の誹謗中傷（ひぼうちゅうしょう）などの人権侵害は53.0％（2017年10月調査では43.2％）、障がい者は50.8％（同51.1％）、こどもは43.1％（同33.7％）、女性は42.5％（同30.6％）、高齢者は30.1％（同36.7％）、感染者・医療従事者やその家族は23.3％（同30.8％）、犯罪被害者やその家族23.3％（同16.9％）、LGBTQなどの性的マイノリティは19.3％（同15.5％）、部落差別・同和問題は17.0％（同14.0％）、外国人は16.7％（同15.0％）、などであった。

認知度が低下している人権課題はわずかだが、ハンセン病問題は低下している。ハンセン病問題を風化させ、その教訓を棚上げにすることは、日本の医療制度の改革を棚上げにすることをも意味する。

ハンセン病問題の過去・現在・未来を多くの方々に知っていただき、元患者・家族の方々の名誉・被害回復をあわせて、「医療と人権」の改革に、そして差別の解消に主権者として取り組んでいただきたい。これが本書を出版する理由である。

なお、2001年5月11日に「らい予防法」違憲熊本地裁判決が言い渡され、国の控訴断念で判決が確定した。これを受けて、内閣総理大臣小泉純一郎（こいずみじゅんいちろう）による総

理大臣談話が5月25日に発表され、この首相談話および同年7月23日の国・当事者間の基本合意書に基づいてハンセン病問題対策協議会が12月25日に開催された。そこでは、真相究明の一環として「厚生労働省は、ハンセン病政策の歴史と実態について、科学的、歴史的に多方面から検証を行い、再発防止のための提言を行うことを目的として、検証会議を設置し、今後の政策の立案・実行に当たってその提言を尊重する。」ことも合意された。

この合意に基づいて「ハンセン病問題に関する検証会議」が2002年に設置され、検証会議は検証の結果などをまとめた「最終報告書」および別冊「ハンセン病問題に関する被害実態調査報告書」および「胎児等標本調査報告」を2005年に厚生労働大臣に手交した。筆者は副座長として、この最終報告書等の編集校正と担当個所の執筆に当たった。

「熊本県無らい県運動検証委員会報告書」(2014年)や「ハンセン病に係る偏見差別の解消のための施策検討会報告書」(2023年)についても、委員長や座長として編集校正と担当個所の執筆に当たった。

これらの報告書等にまとめられた検証・分析結果の多くは、先述の熊本地裁判決及びその後のハンセン病関係違憲判決における判示事項などとともに、ハンセン病問題を語るときに外せない、いわば必須の「到達点」ともいうべきものである。本書においてもこの「到達点」に立脚して執筆を進めたことをお断りしておきたい。

本書の出版については、現代人文社編集部の齋藤拓哉氏に格別の世話になった。記して改めて謝意を表したい。

2025年1月17日
国立ハンセン病資料館館長・九州大学名誉教授
内田博文

目 次 CONTENTS

はしがき …… 2

第1部 戦前・戦中のハンセン病問題の歴史

第1章 戦前・戦中の日本のハンセン病政策 …… 10
「らい菌」の発見／患者の法的隔離／外国人宣教師が担った日本のハンセン病患者のケア／隔離の契機としての「国家の恥」／対策に乗り出す国家 —— 内務省のハンセン病対策案／渋沢栄一と光田健輔／第2回「国際らい会議」（1909年、ベルゲン）／「特殊部落調附癩村調」の照会／大正8年「らい」一斉調査／第3回「国際らい会議」（1923年、ストラスブルグ）／戦争準備下の「癩の根絶策」／長島愛生園の開所と「癩予防協会」の創立／癩予防法の制定／植民地の状況／推進役を担った人々の絶対隔離への執着／国家総動員法と「健兵健民」政策／国民優生法の制定／まとめ

第2章 戦前・戦中の「無癩県運動」 …… 26
絶対隔離政策の実施と無癩県運動／癩予防協会などと皇恩の強調／十坪住宅の建設と民族浄化運動／1万人隔離の目標と強制隔離／公立療養所の国立移管／まとめ

第3章 戦前・戦中のハンセン病療養所の患者たち …… 33
大きな認識ギャップ／療養所の歴史など／療養所のこどもたち／断種手術の開始／所長の懲戒検束権／患者作業／入所者自治会の結成運動と重監房の設置／遺体解剖／患者の人権を著しく否定していた実態／胎児等標本／薬「虹波」の人体実験／まとめ

第2部 戦後のハンセン病問題の歴史

第1章 戦後の日本のハンセン病政策 —— 「らい予防法」成立まで …… 56
終戦に伴う内外における激しい変化／衛生警察の廃止と保健所の設置／プロミンの登場と厚生省の見解／優生保護法の成立／

国際的な動向の無視／GHQの対応／光田健輔の朝鮮人への露骨な差別意識／自治会運動への敵意が隔離政策維持に拍車——三園長証言／吉田首相の絶対隔離「合憲」答弁／全患協による予防法改正闘争と「らい予防法」の制定／改正案に執着をみせる政府／厳しさを増した懲戒検束規定／まとめ

第2章　戦後の「無らい県運動」——「らい予防法」成立まで …… 73

通牒「無癩方策実施に関する件」／「らい事業」の実施と「無らい県運動」／戦後「無らい県運動」の多様な担い手／矛盾を包摂し巨大化した戦後の「無らい県運動」／一家心中事件／戦後に強化された差別偏見／まとめ

第3章　戦後のハンセン病患者・回復者（療養所）の状況——「らい予防法」成立まで …… 82

「プロミン」の登場と「全癩患協」の結成／重監房の廃止／「癩刑務所」の開設／「全患者収容」方針に基づく増床／患者作業の返還運動／なぜ、「癩予防法」廃止ではなく改正なのか／入所者の管理強化／まとめ

第4章　「らい予防法」成立後の政策—— 無らい県運動・当事者たちの動向 …… 94

治療と社会復帰が強調された第6回「国際らい会議」／国際的な動向からますます乖離していく日本／厚生省による入所促進／外出制限／ハンセン病療養所退所に際しての国家の姿勢と差別の壁／軽快退所者への不十分な国の支援／社会復帰の妨げとなった後遺症／外出制限規定の緩和後も状況は変わらず／大谷藤郎の葛藤——法改正ではなく処遇改善に尽力／療養所内で展開された処遇改善運動／「大谷見解」によって廃止に向かう「らい予防法」／「らい予防法」見直し検討会／「らい予防法の廃止に関する法律」の可決成立と厚生大臣の謝罪／「らい予防法」廃止に対する入所者らの受け止め／まとめ

第3部 3つの差別事象から考える差別と偏見の所在

第1章 菊池事件 …… 114
特別法廷での刑事裁判／菊池事件と死刑判決

第2章 黒髪校事件 …… 118
教育を受ける権利の侵害／龍田寮事件の概要 ── 入学まで／
賛成の立場と反対の立場の入学前後のやりとり／通学に賛成する
PTA有志／慎る菊池恵楓園入園者／休校の解除と入園者のハン
スト、黒髪会の結成／国会での問答と苛烈さを増す対立／
龍田寮解散案／反対派によるハンストの決行／通学反対派と
「無らい県運動」／通学賛成派と「無らい県運動」

第3章 温泉ホテル宿泊拒否事件 …… 132

第4章 今も深刻な差別偏見と多様な正当化のロジック …… 134

第4部 ハンセン病問題をめぐる一連の裁判

第1章 「らい予防法」違憲国賠訴訟 …… 138
訴訟の前段／第1次原告は13人／厚生省の行政不作為は違法

第2章 家族訴訟 …… 145
家族被害に触れなかった2001年判決／鳥取訴訟／差別除去義務
違反も認定した熊本地裁判決／ハンセン病家族補償法など

第3章 菊池事件国賠訴訟 …… 152
「ハンセン病特別法廷」に関する最高裁調査報告書／「公開の要
請」を満たさなかったとは認定せず／違憲判決／国民的再審請求

第4章 地裁判決で残された問題 …… 159
違憲の時期と差別除去義務違反／旧優生保護法違憲最高裁判決／
まとめ

第5部 ハンセン病問題の今 —— 未来につなぐ

第1章 **差別偏見の解消** …… 168
市民意識調査の実施／実効性に疑問符の人権教育啓発

第2章 **ハンセン病問題基本法の改正** …… 171
障がい者施策／ハンセン病問題基本法の改正

第3章 **ハンセン病問題の教訓を生かす** …… 174
差別解消施策の柱／国連人権委員会からの度重なる勧告

第4章 **人権教育啓発の改善** …… 178
「語り部」の問題／「自分事」としての気づき／
差別偏見の掘り下げ

第5章 **私たち、一人ひとりの取組みで希望の未来を** …… 181
教訓の規範化／未来への希望

参考文献一覧 …… 184
近現代日本ハンセン病関係年表 …… 189
写真提供 …… 204
著者略歴 …… 206

凡例

- 判例・裁判例は、たとえば、「最高裁判所令和7年2月13日判決」の場合、「最判令7・2・13」と記した。
- 年については、原則として西暦で記し、和暦を括弧書で併記した。
- 当事者を誹謗中傷したり、差別したりする意味を込めて用いられてきた歴史的な経緯があることから、本書においては「らい」、「癩」という語は用いないこととする。ただし、「癩予防法」、「らい予防法」、「らい菌」、「無癩県運動」、「無らい県運動」などについては「癩」、「らい」の不使用は困難なため、そのまま使用している。

第1部

戦前・戦中のハンセン病問題の歴史

- 1873（明治6）年にノルウェーの医師アルマウェル・ハンセンによって「らい菌」が発見され、ハンセン病が慢性の感染症であることがわかった。感染症だとわかっても、明治維新政府は特段の施策を講じなかった。それはなぜか。
- 明治維新政府は、1907（明治40）年に「癩予防ニ関スル件」を制定し、強制隔離政策に転じた。それはなぜか。隔離の対象は「放浪患者」に限られていたが、それはなぜか。
- 1931（昭和6）年、国は、「癩予防ニ関スル件」を大幅に改正し、「癩予防法」を制定し、隔離収容の対象を全患者に広げるとともに、国立のハンセン病療養所を開設し、従前の公立の療養所を国立に移管した。それはなぜか。
- 満州事変から第二次世界大戦へと戦争が拡大するなか、国民は厳しい耐乏生活を強いられたが、ハンセン病療養所の入所者の生活はどのようなものだったか。
- 日本が植民地支配していた朝鮮や台湾等においても、総督府によって、日本国内に準じて、誤った強制隔離政策が採用され、療養所が設けられたが、内地の療養所および入所生活と違った点も少なくなかった。どのような点が違っていたか。

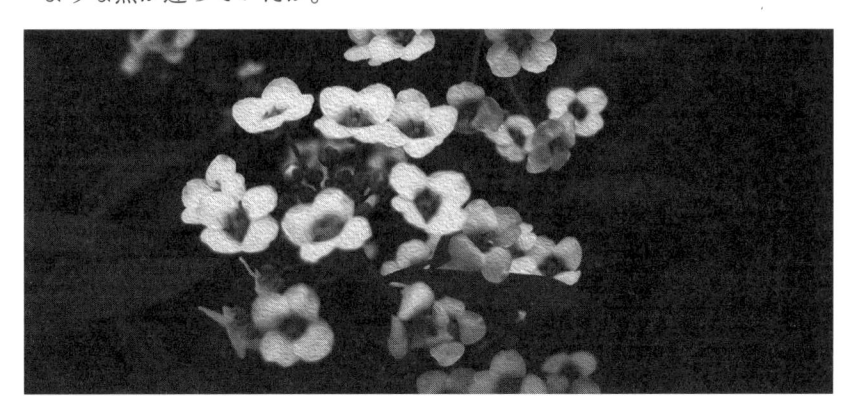

第１章　戦前・戦中の日本のハンセン病政策

「らい菌」の発見

　ハンセン病は、結核菌などと同じ抗酸菌の一種である「らい菌」によって引き起こされる慢性の細菌感染症である。感染しても発症することはまれで、発症しても治療薬の投与により治る病気になっている。2021（令和３）年、2022（令和４）年、2023（令和５）年の日本人の新規患者数はゼロである。日本では、「過去の病気」になっているといってもよい。

　「らい菌」が発見され、伝染説が確立されるまでは、ハンセン病を遺伝病であると信じている者が多く、ハンセン病が伝染する病気であるとの認識はなかった。あったとしてもきわめて希薄であった。そのような時代における差別偏見の根源は、ハンセン病患者を穢れた者、劣った者、遺伝的疾患を持つ者と見る考えであった。ハンセン病は「らい病」と称され、「業病」とか「天刑病」として差別偏見・迫害の対象とされてきた。

　ハンセン病に関する初めての国際会議は、1862年にロンドンで開かれた「らい原因究明会議」である。世界各国の医師の間では、ハンセン病は遺伝病であるとの意見が主流を占めた。その約10年後の1873（明治６）年にノルウェーの医師アルマウェル・ハンセンによって「らい菌」が発見された。しかし、ハンセンがハンセン病の伝染説を発表した後も、伝染説はなかなか学会の承認を得られなかった。「らい菌」が発見されたのを受け、世界のハンセン病の現状を把握し、その対策を確立することを目的として、1897（明治30）年にベルリンで、L. K.ウイルヒョウ

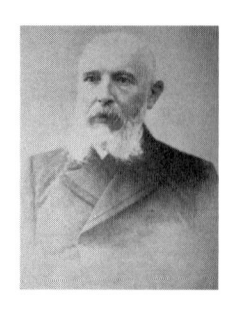

アルマウェル・ハンセン（1841〜1912年）
ノルウェーの医学者。1873（明治６）年に「らい菌」を発見し、1897年の第１回「国際らい会議」においてその対策には隔離が最適であると主張し、各国の隔離政策に影響を与えた。

を会長とし、欧米の科学者・医学者を中心に、第 1 回「国際らい会議」が開催された。第 1 回「国際結核会議」は1902（明治35）年に同じくベルリンで開催されているので、それに先立って開催されたことになる。この会議によってようやく伝染説が国際的に確立されることになった。この会議では、概要、次のようなことが決議された。

> 「らい菌が真の病原である。生活条件と人体内への侵入経路は不明。恐らく人に対する侵入門戸は口腔及び鼻腔粘膜である。社会的関係が悪ければ悪い程、周囲に対する危険性が大である。『らい』は今日までこれを癒すあらゆる努力に抵抗した。従って、『らい』患者の隔離は、特に本疾患が地方病的、あるいは流行病的に存在する地方では望ましい。ノルウェーにおいて隔離によって得られた結果は、この方法の徹底を物語るものである。ノルウェーと似た関係の場合には、『らい』患者の隔離は法律的な強制において遂行すべきである。」

　ただし、他の参加者からは、「強制的に患者を引き渡し拘留すべき必要があるかどうか疑問である」とか「隔離が唯一の方法ではない」とかの意見も述べられた[1]。
　この会議には日本人の出席者もあった。当時ドイツに留学中だった帝国大学医科大学の土肥慶蔵、伝染病研究所の髙木友枝らであった。

患者の法的隔離

　第 1 回「国際らい会議」終了 2 年後の1899（明治32）年、ドイツ政府は、ハンセン病患者を隔離し、治療や研究も行う「レプロザリウム」を設置した。さらに1900（明治33）年、立法により隔離政策を実施するようになる。その後、1900年から1911（明治44）年にかけて、イギリス、フランスを除く欧州諸国も続々と感染症予防法を強化し、ハンセン病患者の法的隔離政策を実施した。
　ちなみに、病原体に感染し、数日の潜伏期間を経て、何らかの症状があらわ

れることは「発症する」と呼ばれ、感染してから発症するまでの間は「潜伏期間」と呼ばれる。わたしたちの身体には、外部から侵入してきた細菌やウイルスなど自分以外の異物を攻撃し、排除する免疫機能が備わっている。この免疫機能が活発に働き、発症する前に侵入してきたウイルスや細菌を退治することができれば発症しないですむ。感染したからといって、全員症状が出るわけではない。発症するかは感染者の免疫力の強さによる。免疫力を高めるのに一番効果的なのは食事であるとされる。貧困などのために食事をきちんととれない場合、免疫力の低下を招くことがある。感染症が「経済病」とたとえられるのもそのためである。

　感染症が「経済病」だとすれば、何よりの対策は栄養のある食事の提供を図ることだということになる。発症しても、治療薬があれば、回復しうる。この治療薬の開発も不可欠の対策ということになる。隔離も一時的な対処方法であって、隔離による人権侵害はできる限り抑制しなければならない。現に欧米の隔離政策は暫時、解消に向かった。しかし、日本は逆に隔離を強化した。ハンセン病の撲滅のためだとして、患者の撲滅を図った。一時的な隔離ではなく、死ぬまでの終生隔離方式を採用し、その対象を全患者にまで広げていった。

外国人宣教師が担った日本のハンセン病患者のケア

　日本国内に目を向けると、衛生行政を管轄する内務省は、当初、ハンセン病を感染症とは認識していなかった。1879（明治12）年12月27日、内務省達乙第56号として「町村衛生事務条項」が発せられたが、その第12条には、「癩病脚気瘧疾等地方病ノ有無其類別及ヒ多少ニ注意シ之ヲ郡区長ニ申出ル事」と記されていた。ハンセン病は赤痢などの感染症とは別の項目で脚気や瘧疾（＝マラリア）とともに「地方病」として扱われている。地方病とは「風土病」とも呼ばれ、特定地域に持続的に多く発生する病気のことで、その土地特有の自然環境や生活習慣が関与する。熱帯地方のマラリア・黄熱病、東南アジアや日本の日本脳炎などがその例とされる。

　当時、国家はハンセン病に特別な施策をとらず、放置した。ハンセン病患者

のための医療を志したのは、後藤昌文をはじめとする少数の日本人医師のほか
は、欧米から来日したキリスト教宣教師たちであった。後藤昌文は漢方医で、
1872（明治5）年、東京の柏木成子町に私設癩病舎を開設し、さらに1875（明治
8）年4月、東京神田猿楽町に起廃病院を設立し、外来・通院治療にあたった。

　1889（明治22）年にフランス人のカトリック神父ジェルマン・レジェ・テス
トウィードが静岡県に神山復生病院を、1894（明治27）年にアメリカ人のプロ
テスタント宣教師ケート・ヤングマンが大塚正心ら、好善社（ヤングマンが開校
した女学校）員とともに東京に目黒慰廃園を、1895（明治28）年にイギリス人の
聖公会宣教師ハンナ・リデルが熊本県に回春病院を、1898（明治31）年にフラ
ンス人のカトリック神父ジャン・マリー・コールが同じく熊本県に待労院を、
1917（大正6）年にイギリス人宣教師コーンウォール・リーが群馬県に聖バル
ナバ医院を、それぞれ開設し、ハンセン病患者を収容して宗教的な救済を与え
ていた。

　また、日蓮宗僧侶綱脇龍妙は山梨県に身延深敬病院を開設しているが、これ
は1906（明治39）年のことである。

　当時の日本の衛生政策は、コレラなどの急性感染症への防疫に追われてい
て、とてもハンセン病への対策を実施する余裕はなく、ハンセン病患者への医
療は、こうした宗教的施設に依存するばかりであった[2]。

　国のハンセン病対策が始まる前から、各地には私立の「癩病院」が存在してい
た。1881（明治14）年に設立の回天病院は、現在の岐阜県土岐市にあり、地元
の善意と出資で誕生した。起廃病院の後藤昌文に学んだ遠山道栄が治療にあ
たった。

隔離の契機としての「国家の恥」

　1907（明治40）年、明治政府は法律第11号「癩予防ニ関スル件」を公布し、ハ
ンセン病患者の隔離に踏み切った。このことには二つの契機があるとされる。
一つは、1897（明治30）年にベルリンで開かれた第1回「国際らい会議」で、ハ
ンセン病が感染症であること、その予防策として隔離が良いと確認されたこと

である。ただし、これが直接の理由とは言えない。会議後も、明治政府は、特段の施策を取らなかったからである。

　より大きい契機として、1900（明治33）年12月に内務省が初めて行ったハンセン病患者調査が挙げられる。患者数３万359人、「血統戸数」19万9,075戸、「血統家族人口」99万9,300人と報告されている[3]。「血統」という表現を使用しているが、これは家族に患者を抱えている戸数と家族の人口という意味である。「血統家族人口」も、家族間で感染している可能性があり、今後、発症するかもしれないという人口を意味している。

　この数字は、国家にとって大きな衝撃であった。日清戦争（1894年７月〜1895年11月）、日露戦争（1904年２月〜1905年９月）に勝利し、不平等条約の改正（1911年）にも取り組んでいる日本にとり、アジア・アフリカの植民地並みの患者が存在することは「国家の恥」以外のなにものでもなかった。

　おりしも、1899（明治32）年には、欧米諸国との間の条約の改正により新条約が発効し、「内地雑居」が開始されていた。「内地雑居」により、欧米人たちは日本国内における自由な居住・旅行・営業を許可された。

　それに先立ち、明治維新政府は、1871（明治４）年、「士農工商」の身分制度を廃止し、「四民平等」をうたうなかで、華士族や平民が住居を移転したり、職業を選択する自由を認めていた。しかし、この自由は、ハンセン病患者にとっては、故郷を追われる立場に立つことを意味した。故郷を追われたハンセン病患者のなかには神社・仏閣などの門前で物乞いする者も多く、「内地雑居」が始まると、そうした放浪患者の姿を欧米人に見られることは「国家の恥」と考えられた。上述したように、ハンセン病は「らい菌」の感染によって発症に至るものであるが、当時は遺伝病という認識が支配的であった。患者は、家族・親戚への差別を恐れて、自宅に隠れて暮らすか、家を出て放浪して行方をくらますかの、いずれかの境遇を強いられていたのである。

対策に乗り出す国家——内務省のハンセン病対策案

　元警視庁警察医長の山根正次は1903（明治36）年５月16日、第18回帝国議会

衆議院で、第1次桂太郎内閣に対し、「慢性 及 急性伝染病予防法ニ関スル質問書」を提出し、ペストやコレラなどの「急性伝染病」とともに、ハンセン病をはじめ結核・花柳病（いわゆる性病）・トラホーム（クラミジア・トラコマチスという細菌が引き起こす伝染病）という慢性伝染病への対策を求めた。

　山根は、1905（明治38）年2月14日、第21回帝国議会衆議院にも、伝染病予防法の対象にハンセン病を加えることを含む改正法案を提出した。

　伝染病予防法は、1897（明治30）年に公布された法律で、コレラ・赤痢・腸チフス・天然痘・発疹チフス・猩紅熱・ジフテリア・ペストという急性感染症を対象にしたものである。患者の隔離や消毒、それに蔓延地との交通遮断などを規定していた。山根は、これにハンセン病を加えるべきだと主張した。

　しかし、この改正点は、改正法案を審議した衆議院伝染病予防法中改正法律案委員会で、「癩病ノ如キ慢性ノ伝染病ハ別ニ予防 及 取締ノ法ヲ定メルガ適当デアラウケレドモ、此急激ニ来ルトコロノ伝染病ノ方ニ入レルト云フコトハ、其道ヲ得ヌ」との理由で否決されてしまった[4]。ただ、議員立法案として、こうしたハンセン病への具体策が提起された以上、内務省としても、対抗策を提示しなければならなくなった。

　1905（明治38）年2月16日、内務省衛生局長の窪田静太郎は、衆議院伝染病予防法中改正法律案委員会で、内務省が計画したハンセン病対策案を提示した。ハンセン病患者のうち「乞食、然ラザルモ貧民」の患者が「病毒ヲ散漫スルト云フ機会モ多カラウ」として、こうした患者に「予防方法ヲ着ケタイ」と述べた。その予防方法は、具体的には、親戚や「故旧」（古いなじみ）に患者の保護・監督の責任を負わせ、それが不可能な「下層ノ貧民」には府県の費用で市町村長に監督させるというものであった。監督の方法としては公私立病院、あるいは養育院の付属病室への患者の委託を挙げていた。

　ここにいう「養育院の付属病室」とは、光田健輔が設置した「回 春 病室」を念頭に置いたものだった。

　光田は、1898（明治31）年、東京帝国大学医科大学専科（病理特科）を卒業し、同年7月に、東京市養育院に就職した。生涯をハンセン病の撲滅、ハンセン病

患者の絶対隔離の推進に捧げた。

　1905（明治38）年当時、光田は行旅（旅人）病者などを収容していた、東京市の経営による養育院の医官であった。行旅病者のなかにハンセン病患者が多いことを憂慮して、1899（明治32）年に養育院内に「回春病室」を開設し、ハンセン病患者の院内隔離を実施していた。1915（大正４）年には、入所者に対してはじめて断種手術（ワゼクトミー）を行った。男女別に収容されていた入所者間にこどもが生まれたことを背景に、入所者間の所内結婚（通い婚）を認める条件として、男性入所者に対して行われたものであった。

　窪田は、養育院における光田の実践を承知していて、このような答弁を行ったものである。この案が、1907（明治40）年の法律第11号「癩予防ニ関スル件」の原型であったと考えられる。窪田は、みずから提出したこの対策案により「下層社会ニ於キマストコロノ、外部ニ顕著ナル徴候ヲ現ハシテ居ルヤウナ癩患者ニ対シテハ、処置ガ着イタラウカト信ジテ居リマス」と自信を示している[5]。

　光田と内務省が結びついていたわけであるが、二者を結び付けたのは「財界の大番頭」と言われる渋沢栄一であった。政界・官界に多くの知己を持つ渋沢は、養育院の有力な支援者でもあった。

　ハンセン病患者の現場看護に勤め、多くの臨床例を有する光田の意見は渋沢を媒介として、国策に反映していくことになる[6]。

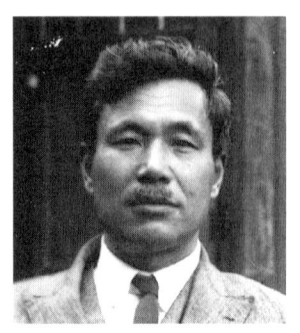

光田健輔（1876～1964年）
1909（明治42）年、全生病院医長に着任。1914（大正３）年に院長となり、1931（昭和６）年には最初の国立療養所、長島愛生園の園長となった。ハンセン病の医療と隔離収容とは一体であるという考えを最後まで捨てず、日本の強制隔離政策を主導する位置にあり続けた。

渋沢栄一と光田健輔

　先述のように、1905（明治38）年 2 月、内務省衛生局長の窪田静太郎は帝国議会でハンセン病患者に対する内務省対策案を提示した。その年の11月、熊本で回春病院を経営するイギリス人の聖公会宣教師のハンナ・リデルが上京し、大隈重信、渋沢栄一ら政財界関係者に回春病院への援助を求めた。これを受けて、11月 6 日、渋沢が銀行倶楽部で会合を開き、衛生局長窪田静太郎、東京市養育院医官光田健輔、衆議院議員の山根正次および島田三郎、それに田川大吉郎ら各新聞社代表など総勢25名ほどが集まった。

　新聞各紙は、リデルが日英同盟を結んでいたイギリスの女性であることから、リデルの申し出を好意的に報道した。おりしも、この会合が開かれた1905（明治38）年11月は、アメリカのポーツマスで日露戦争の講和条約が結ばれた直後である。国家も国民も、ヨーロッパ列強のロシアに勝利したことで日本は「一等国」であると確信していた。「一等国」である日本で、大勢のハンセン病患者が路傍をさまよい、そうした患者の治療を外国人の病院に依存する事実は屈辱と映った。同年11月 7 日付の東京日日新聞も「我邦は癩病患者の数に於て印度に次ぎての多数を有し、人口の割合を以てすれば世界第一の癩病国なり、此の事実は国家の恥辱なり」と断じている。

　渋沢が開いた会合では、ハンナ・リデルの回春病院への援助とともに、ハンセン病対策の国策の樹立が強く求められた。この会合では、光田健輔が、「患者が感染源である」として隔離政策の実施を主張している。戦前・戦後をとおしてハンセン病患者への事実上の強制隔離政策を推進していく中心人物となる光田であるが、すでにこの段階で、国策に強い影響力を与えていたと考えられる。

　翌1906（明治39）年初頭に、光田は「癩病患者に対する処置に就て」という持論を発表する[7]。そこで、光田は、「先づ貧困なる癩病者を収容し、国費を以て之を救養し、別に富者は自宅に於て隔離治療することを許し看視の機関を設けて之を監督せり」というノルウェーの政策に賛成し、日本でもまずこうした政

策を実施し、そして「年と共に人民に癩病の伝染病なることを教へ、自ら完全なる絶対隔離法に到達すること」を目指すべきだと述べている。段階的に隔離を強化し、最終的には「絶対隔離」、すなわち全患者の生涯隔離を実現するというのが、光田の考えの基調であった。

　この論文のなかで、光田は、回春病院や神山復生病院などの私立病院については、ハンセン病治療所としての役割を認める。その一方で、たとえば東京帝国大学医科大学などの施設でハンセン病患者を通院治療させることは「危険多き慢性伝染病を帝都の下に散在せしめて、此れが治療を研究する」結果となり、「甚だ不徳義」であると批判し、ハンセン病患者を外来患者として病院が受け入れることは、ペスト患者を外来患者として受け入れることと「其理に於て大差」はないとまで断言している。ハンセン病をペストと同列に置くことにより、ハンセン病への感染の恐怖を煽り、隔離政策が急務であることを強調したのである。患者に対しては、飲食物製造販売業・洗濯業・理髪業・医師・調薬師・弁護士・官史、運輸交通や出納に関係する公私役員などの「公共と数々交渉を営むが如き職業」に就くことや、舟車・宿屋・学校・図書館・温泉場・劇場などの公共機関に出入りすることを禁止し、隔離された患者の家族には公費の扶助をおこなうべきだとも述べている。

　以後、この光田の論に沿って法案が作成されていくことになった[8]。

　光田は、1908（明治41）年、養育院副医長に就任し、翌1909（明治42）年、1907（明治40）年の「癩予防ニ関スル件」に基づいて設置された公立癩療養所全生病院医長に就任し、1914（大正３）年には、全生病院長に就任する。全生病院は、「浮浪癩患者」を「強制隔離」する公立癩療養所の第一区府県立全生病院として現在地に開設されたものである。1941（昭和16）年には厚生省に移管され、名称も国立療養所多磨全生園に変更されて現在に至っている。

第2回「国際らい会議」（1909年、ベルゲン）

　1909（明治42）年、ノルウェーのベルゲンにおいて、第２回「国際らい会議」が開かれた。同会議では、第１回「国際らい会議」で採択された決議を踏まえ、

「らい菌」は感染力が弱いこと、隔離には家庭内隔離措置もあり、患者が親の場合にはこどもは感染しやすいので分離すべきことなどの確認がなされた。隔離による患者数の減少といったノルウェーなどでの成功を踏まえ、ハンセン病患者が同意するような生活状態のもとにおける隔離方法が望ましいと指摘し、そのうえで、放浪する患者など一部の例外について強制隔離を勧告した。

　この会議中、世界のハンセン病対策について報告がなされた際、「日本は赤十字に参加し敵陣をも愛する文明政府であるのに拘わらず、癩に対しては未だ何等の設備もなく、患者は路傍に徘徊し、外国人の施与によりて漸く露命を繋ぐ有様である」との発言が見られた[9]。

　会議当時、日本では連合道府県立療養所が開設され、ハンセン病患者に対する強制隔離政策が開始されていた。

「特殊部落調附癩村調」の照会

　1916（大正 5 ）年 5 月12日、全生病院（後に多磨全生園）の医長光田健輔は、北海道庁と各府県に対し「特殊部落調附癩村調」を照会した。「特殊部落」とは、19世紀末に成立した被差別部落に対する差別的呼称で、この「特殊部落」の所在地とともに、ハンセン病が多発する地区（癩村）を報告させたものである。この調査に基づいて、内務省衛生局は、1920（大正 9 ）年に『各地方ニ於ケル癩部落、癩集合地ニ関スル概況』をまとめている。

　光田健輔は、当時のハンセン病研究の第一人者であり、前述したように、「癩予防ニ関スル件」の制定に尽力した医師である。その光田が、なぜ、このような調査を照会したかといえば、被差別部落にはハンセン病患者が多いという俗説があったからである。光田は、免疫が弱くハンセン病に罹りやすい体質は遺伝すると考えて、国に強く働きかけて、絶対隔離政策を採用させた。そこで、絶対隔離に向けて、俗説であろうとも、被差別部落の所在地を確認しておきたいというのが、この調査照会の目的であったと考えられる[10]。

大正8年「らい」一斉調査

　1919（大正８）年の「らい」一斉調査によると、総患者数が１万6,262人であり、推定の全国患者数は２万6,343人であった。このうち「療養の資力乏しき者」は１万人に達すると推定されている[11]。

　この調査結果に基づき、1920（大正９）年、政府は新たに連合道府県立療養所を設置すること、有資力患者のため自由療養地区を設定することを骨子とした「根本的癩予防要項」を発令した[12]。

　前後して光田は、1918（大正７）年に法律第11号改正についての私案を、内務省に提出している。その中身は国立療養所設立や療養所の増設などである。特徴的なのは「一万床計画の提唱」である。放浪する患者のみを対象とする法律第11号ではハンセン病予防は不十分であり、「癩予防上特に必要のあるものを収容」するために、一万床へ拡張する必要があると強調する[13]。

　これを受け、内務省に設置された保健衛生調査会は、1919（大正８）年に「一万人収容計画」を発表した。しかし、財政上の理由で、1921（大正10）年以降、10年間をもって５カ所の連合道府県立療養所を現状の1,100人から4,500人に拡張し、別に500人の療養所を設けることにした[14]。

第3回「国際らい会議」（1923年、ストラスブルグ）

　第３回「国際らい会議」では、以下のことなどが決議された。

①「らい」の蔓延が甚だしくない国においては、病院又は住居における隔離は、なるべく承諾の上で実行する方法を採ることを推薦すること。

②「らい」の流行が著しい場所では、隔離が必要である。この場合、
　a 隔離は人道的にすること。かつ、十分な治療を受けるのに支障のない限りは、「らい」患者を、その家庭に近い場所に置くこと。
　b 貧困者、住居不定の者、浮浪者その他習慣上住居において隔離することのできない者は、事情により病院、療養所又は農耕療養地に隔離して十

分な治療を施すこと。

c 「らい」患者より産まれた子どもはその両親から分離し、継続的に観察
を行うこと。

　また、この会議では、伝染性患者と非伝染性患者とでハンセン病予防対策を
区別する考え方が主張された。

　しかし、日本でこれらの決議が顧みられることはなかった。日露戦争に勝利
した日本は、東アジア圏における領土拡大を狙い、ヨーロッパ諸国に対して日
本の独自性、優位性を強調するようになる。このようななかでは、ハンセン病
医学も国際会議に必ず従うべきであるとの考えは醸成されにくかった。光田が
発案した「一万人収容計画」が開始されたばかりであることも大きな理由であっ
たと考えられる。光田の計画は、ハンセン病を「国家の恥」と考える国粋主義
や、隔離を正当化する社会防衛論などにも支持されて進められていった[15]。

戦争準備下の「癩の根絶策」

　満州事変勃発（1931年9月）の前年の1930（昭和5）年10月1日、内務省衛生局
は、内務大臣安達謙蔵の命により、「癩の根絶策」を発表した。日本のハンセン
病患者数を1万5,000人と推定し、そのうち、5,000人を従来の公立療養所と新
設の国立療養所とに収容し、残った1万人については、20年、30年、50年の3
通りの「根絶計画」を提示した[16]。いずれも、隔離収容後、患者は10年以内に死
亡するという前提である。結局、1936（昭和11）年度より第1案の「二十年根絶
計画」が実施されることになる。新たに1万人を収容する施設をつくり、10年
後に全患者隔離を達成し、後の、10年で患者がほぼいなくなるというものであ
る[17]。

長島愛生園の開所と「癩予防協会」の創立

　「癩の根絶策」に基づき、1930（昭和5）年11月、日本で最初の「国立らい療養
所」が岡山県の長島に長島愛生園として開園した。内務省告示第29号をもって、

名称が「国立らい療養所長島愛生園」と定められた。園長に光田健輔が就任した。翌1931（昭和６）年３月、患者85名が初めて入園した。

　患者入園のこの年の１月、内務大臣の官邸において、癩予防協会の創立総会が開かれた。癩予防協会は、内務大臣安達謙蔵と渋沢栄一らが中心となり、貞明皇后よりの「下賜金」や財界からの寄付金を基金に設立された財団法人である。「官民一致」のもと、1932（昭和７）年から、貞明皇后の誕生日である６月25日を「癩予防デー」と定め、ハンセン病予防には隔離しかないことを国民に訴え、患者には「皇恩」に応えて隔離に応じるように求めるなど、「皇恩」を強調して絶対隔離政策を支持する世論喚起に努めることになる[18]。

　厚生省の発足（1938年１月）に伴い、国立らい療養所は、勅令第20号をもって厚生省所管となる。

癩予防法の制定

　1931（昭和６）年３月には、「癩予防ニ関スル件」が大幅に改正され、名称も「癩予防法」に改められた。「癩予防法」には、患者が「業態上病毒伝播ノ虞アル職業」に従事することの禁止、隔離収容された患者の家族への救護、患者の使用物の消毒、「病毒伝播ノ虞アル」患者の国公立療養所への収容、ハンセン病に関係する公務員の守秘義務などの規定が加えられた。他方、それまでの「療養ノ途ヲ有セス且救護者ナキモノ」という隔離収容の条件は削除され、隔離収容の対象は全患者となった。これにより、患者は就業する自由を失い、周囲を消毒され、もはや隔離に応じるしか道がなくなった。患者の隔離への不安を解消するために残された家族への救護や守秘義務も法に明記された。まさに、「癩予防法」は絶対隔離に対応する法となった[19]。

植民地の状況

　当時日本の植民地であった台湾では、日本国内に先立って、1930（昭和５）年に台湾総督府癩病療養楽生院（現在は楽生療養院）が開設され、1934（昭和９）年には「癩予防法」が制定された。また同じく植民地であった朝鮮でも、1916（大

正5）年3月、朝鮮総督府は、全羅南道の管理下の小鹿島慈恵医院（収容定員100人）を開設した。翌1917（大正6）年4月、患者40余人を収容し、病院業務を開始した。1934（昭和9）年には慈恵医院が改組・拡張され、朝鮮総督府直属の小鹿島更生園（現在は国立小鹿島病院）が開設され、1935（昭和10）年には「朝鮮癩予防令」が公布された。これらは、いずれも日本国内の「癩療養所」及び「癩予防法」に準拠するものであった。

推進役を担った人々の絶対隔離への執着

　この時期に注目すべきことは、1931（昭和6）年2月28日、改正法案を審議している衆議院寄生虫病予防法案外一件委員会において、内務省衛生局長の赤木朝治が「対外関係カラ見マシテモ、国家ノ体面ノ上カラ此病気ノ徹底的予防、根絶ヲ致スト云フコトハ、愈々緊切ナコトデアル」と述べたうえで、結核患者は隔離しないのに、ハンセン病患者を隔離するのはなぜかという質問に対し、赤木が、ハンセン病患者が結核患者に比べて数が少ないこと、結核は全治する場合もあるがハンセン病は不治であることのほか、「癩ニ一旦罹ッタ際、其人個人ナリ或ハ其周囲ノ者ノ受クル所ノ打撃ト申シマスカ、悲惨ナ程度ハ今日結核ニ冒サレタ者ニ比較致シマシテ、雲泥ノ差ガアル」ことをあげている点である[20]。

　これは、患者や家族が差別されるから隔離するという説明である。この赤木の説明を見ても、ハンセン病患者を隔離しなければならない医学的根拠は示されなかったといえる。ハンセン病対策を絶対隔離に転換させようとする時点においても、国家の側には隔離の医学的根拠は用意されていなかったことになる。絶対隔離の推進役を担った光田ら自身も、ハンセン病は誰にでも感染するものではなく、体質や栄養状態などが発病に影響することは医学的にわかっていた。医学的には絶対隔離が必要ないことは彼らも理解していたのである。しかし、「国家の恥」観や優生思想から彼らは絶対隔離に固執したのだった。

国家総動員法と「健兵健民」政策

　1931（昭和 6 ）年、日本のハンセン病対策は絶対隔離の段階に到達したが、この年の 9 月、柳条湖事件を機に、日本は満州事変に突入する。そして、その後、満州国建国宣言（1932年 3 月）、盧溝橋事件（1937年 7 月）、国際連盟脱退の通告（1938年 3 月）、真珠湾攻撃（1941年12月）へと突き進んでいく。長期化する戦争のなかで、ハンセン病対策も、心身ともに優秀な国民の創出を目指す優生政策の一環に位置付けられていくことになる。

　1938（昭和13）年 4 月、長期化する戦争を遂行するために、「国家総動員法」が制定される。これに先立つ同年 1 月には、内務省衛生局や社会局を独立させて厚生省が発足している。国家総動員法の下で、厚生省の課題も兵力・労働力供給の維持・確保となる。そのため、「健兵健民」政策と呼ばれるような衛生行政全般にわたる包括的対応が採用されることになる。戦時中は国民の生命・健康には著しく不利な状況であったが、衛生行政においては、この「健兵健民」という強力な統制が働くことにより、全国民を対象とした体系的改革が進められることになる。戦後、強権的な統制手段は廃止されたが、施策の技術的手法は、戦後福祉国家として日本が再生・発展していく過程で有用な手段として活用されることになる[21]。

　医学的根拠を欠いたハンセン病絶対隔離政策も、この「健兵健民」政策の一環に組み込まれていくことにより、正当化の根拠を獲得することになる。

国民優生法の制定

　「癩二十年根絶計画」に掲げられたハンセン病患者の 1 万人隔離が達成された1941（昭和16）年 7 月、公立ハンセン病療養所は国立に移管された。このとき、北部保養院は松丘保養園に、全生病院は多磨全生園に、台風で流失した外島保養院の後身である光明園は邑久光明園に、大島療養所は大島青松園に、九州療養所は菊池恵楓園に、それぞれ改称されている。

　その前年の1940（昭和15）年には、厚生省に設置された国民体力審議会が原

案を作成した「国民優生法」および「国民体力法」が成立している。前者は、遺伝性とみなされた病者・障がい者への断種手術の実施を規定し、それ以外の断種手術を違法とした法律であり、まさに優生思想を最も顕著に具体化したものである。この優生政策との関係で、国民優生法の制定に際しても、ハンセン病患者への断種の是非が問題となった。

ハンセン病は伝染病であることから、ハンセン病患者は国民優生法に規定する断種の対象外とされた。そして、それまで行ってきたハンセン病患者への断種については、「癩予防法」を改正して、そこに明記することとされた。しかし、国民優生法案は可決されたものの、癩予防法の改正案は審議未了に終わった。そこで、以後、ハンセン病患者への断種手術は、国民優生法の「故ナク生殖ヲ不能ナラシムル手術又ハ放射線照射ハ之ヲ行フコト得ズ」の禁止条項には該当しない事例、すなわち「故ある」事例と解釈され、継続された。

ただし、その根拠には変化が見られた。それまでは、ハンセン病患者への断種手術の根拠として、「罹りやすい体質の遺伝」があげられてきた。しかし、それでは、「癩の根絶策」の下で強力に推進しようとする絶対隔離政策と矛盾することになる。そこで、これに代わって援用されたのは非医学的な根拠であった。なかでも興味深いのは次のような根拠であった。

1939（昭和14）年3月15日に開催の第74回帝国議会衆議院国民優生法案委員会において、厚生省予防局長の高野六郎は、「学術上ハ伝染病デアリマスケレドモ、癩ノ家系ヲ怖レ避ケルト云フ気持ハ尚ホ容易ニ之ヲ改メシムルコトガ出来ナイヤウナ状態デアリマシテ、随テ癩ヲ親トスル子供ノ生涯ノ不幸ハ甚ダ大キイノデアリマス」と説明し、ハンセン病患者への断種は「癩療養所ノ職員、此ノ人達ノ希望」であるとまで言い切っている[22]。

国家が国民の間に作出した差別偏見を根拠にして国策を根拠づけるという手法が採用されている[23]。

ちなみに、ハンセン病療養所における優生手術は、1915（大正4）年に光田健輔が全生病院において開始したということが明らかにされている。療養所内での男女間の交渉を認めることが秩序維持につながると考えた光田（当時

全生病院院長)が、結婚を許す条件としてワゼクトミー（精管切除)を実施した
ことがきっかけとなり、全国の療養所でワゼクトミーが実施されるようになっ
た。1939（昭和14）年までに1,000人以上の患者にワゼクトミーが実施された。

まとめ

　1907（明治40）年の「癩予防ニ関スル件」の制定により、日本のハンセン病強
制隔離政策が開始されることになった。国と光田健輔を中心とするハンセン病
専門医らが「車の両輪」になって強力に進めた。国は、「大和民族」の優秀性を喧
伝するうえで支障となるとする「国家の恥」論に基づき、そして、戦争期に入る
と人的総動員体制の要ともいうべき「健兵健民」政策の観点から、他方、光田ら
は自説に固執し、その政策化を図るという観点から、協力しあった。国と光田
らを結びつけたのは渋沢栄一らの政財界人で、新聞社も強制隔離政策を支持し
た。強制隔離政策を推進するために「無癩県運動」が組織され、これまでとは異
なるハンセン病に係る偏見差別が作出・助長されることになった。強制隔離政
策には「救済」の装いもなされ、「皇恩」が強調された。宗教団体も「救癩」活動に
加わった。日本のハンセン病政策は国際的な動向からますます乖離していっ
た。植民地でも、内地に倣って強制隔離政策が推進されたが、患者は植民地差
別とハンセン病差別の二重の苦しみを味わうことになった。

第２章　戦前・戦中の「無癩県運動」

絶対隔離政策の実施と無癩県運動

　「無癩県」とは文字通り、「癩」患者がいない県、すなわち、すべての患者を隔
離して、放浪患者や在宅患者がひとりもいなくなった県を意味する。この語が
初めて使用されたのは、1929（昭和４）年に愛知県で始まった民間運動におい
てであったとされる。「無癩県運動」は、その後、岡山県、山口県などでも始
まった。

　この運動の様相が変化するのは、1931（昭和6）年の「癩予防法」の公布により絶対隔離政策が実施されてからで、特に日中戦争が始まり、ハンセン病患者の「二十年根絶計画」が開始された1936（昭和11）年以降は官民一体で徹底的に実施されることになる。1940（昭和15）年には、厚生省から都道府県に次の指示が出されている[24]。

　　「らいの予防は、少なくとも隔離によりて達成し得るものなる以上、患者の収容こそ最大の急務にして、これがためには上述の如く収容、病床の拡充を図るとともに、患者の収容を励行せざるべからず。しかして患者収容の完全を期せんがためには、いわゆる無らい県運動の徹底を必要なりと認む。」「これが実施に当たりては、ただに政府より各都道府県に対し一層の督励を加うるを必要とするのみならず、あまねく国民に対し、あらゆる機会に種々の手段を通じてらい予防思想の普及を行ない、本事業の意義を理解協力せしむるとともに、患者に対しても一層その趣旨の徹底を期せざるべからず。」

　こうして、戦時体制の下、全国津々浦々で、「無癩県運動」により、山間へき地の患者をもしらみつぶしに探索するなどの徹底的な強制収容が行われた。これまで手が付けられていなかったハンセン病患者の集落もその対象となった。

　このような「無癩県運動」の徹底的な実施は、多くの住民に対し、ハンセン病が恐ろしい伝染病であり、ハンセン病患者が地域社会に脅威をもたらす危険な存在であるとの認識を強く根付かせた[25]。

　日本が併合した地域でも、隔離政策が行われ、「無癩県運動」をモデルにした運動が行われた。特に台湾では楽生院長上川豊が「無癩報告運動」「無癩州運動」を推進した。

癩予防協会などと皇恩の強調

　「無癩県運動」を支えたのは、癩予防協会、そして、日本MTL（Mission to

Leprosy）や真宗大谷派光明会（しんしゅうおおたにはこうみょうかい）などの宗教関係組織であった。

　癩予防協会とは、1931（昭和 6）年 1 月、内務大臣の安達謙蔵（あだちけんぞう）と渋沢栄一（しぶさわえいいち）らが中心となって、貞明皇后よりの下賜金（ていめいこうごう）や財界からの寄付金を基金（か きん）に設立された財団法人である。

　設立翌年の1932（昭和 7）年から、貞明皇后の誕生日である 6 月25日を「癩予防デー」に、そして、貞明皇后が「つれづれの友となりても慰めよ　行くことかたきわれにかはりて」の歌を詠んだ11月10日を「御恵みの日（おめぐ）」と定め、ハンセン病予防には隔離しかないことを国民に訴え、患者には「皇恩（こうおん）」に応えて隔離に応じるように求めるなど、「皇恩」を強調して、絶対隔離政策を支持する世論喚起をおこなった。この世論喚起により、「癩予防デー」はハンセン病への過大な恐怖心を住民のなかに形成し、患者への差別偏見を助長する日となった。

　癩予防協会は、1936（昭和11）年度から、「癩予防デー」の講演会を東京に限り、地方では、各道府県と協力して「癩患家」に在宅ハンセン病患者の隔離を勧める

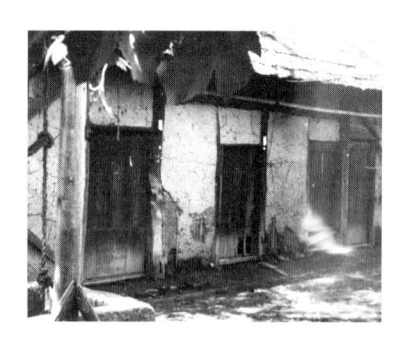

印がつけられた患者の家　1940（昭和15）年
すべての患者を療養所に収容する方針が打ち出された後は、患者を拘束して療養所に入れることも行われた。熊本県の本妙寺部落で、患者を含む人びとを一斉に警官らが強制収容した際、患者がいると見なされた家には、扉に大きく印がつけられた。

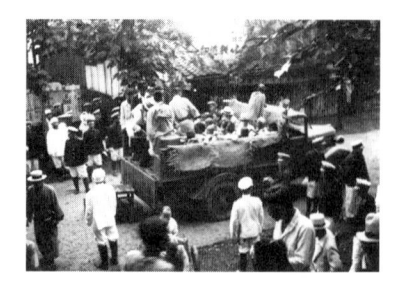

本妙寺部落の強制収容　1940（昭和15）年
熊本市西部に位置する本妙寺には、ハンセン病患者が信仰による治癒と参詣客からの喜捨を目当てに集住していた。九州療養所（現・菊池恵楓園）が設立されると、たびたび本妙寺周辺の患者の収容が行われた。写真は、7 月 4 日朝の強制収容の様子。この収容で部落は解散させられた。

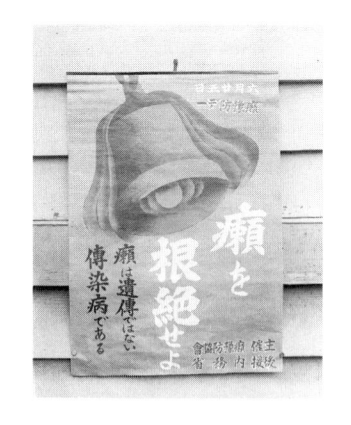

癩予防デーのポスター　1935（昭和10）年
1920年ごろからすべての患者を隔離する方向に政策が転換され、人びとのハンセン病への偏見や差別を推進力に、各県は患者のいない状態を競う無癩県運動をくりひろげた。国が中心となって設立した癩予防協会の活動もこれを後押しした。このポスターは、同協会が主催する、6月25日の癩予防デーを宣伝するもの。その趣旨は「癩を根絶」することにあった。

ための訪問事業を実施していく。ハンセン病患者が最も少ない富山県でも訪問事業が実施された。1936（昭和11）年当時、富山県には30人の在宅患者がいたが、6月1日〜30日の1カ月間に各患者宅を県の衛生技師や警察官、防疫医が訪問している。翌1937（昭和12）年にも、富山県では同様の在宅患者の訪問が行われた。それだけではなく、警察官に「癩容疑者を内査」させることにより、隠れた患者を摘発している。内査などに基づいて作成された富山県地図には患者がいる町村には○が、「容疑者」がいる町村には△が記された[26]。これこそが「無癩県運動」であった[27]。

　「癩予防デー」の活動は「癩患家の指導」に限られなかった。並行して新患者の摘発も行われた。1936（昭和11）年に全国で発見された新患者は214人にも上った。京都府と高知県では浮浪患者の取締りも行われた[28]。

十坪住宅の建設と民族浄化運動

　「無癩県運動」が活発化すると、隔離される患者数も増加し、各療養所とも定員超過となった。開園以来、慢性的な定員超過という問題を抱えてきた長島愛生園（ながしまあいせいえん）では、園長光田健輔（みつだけんすけ）が、その解決策として十坪（とつぼ）住宅建設運動を考案した。これは、広く国民から寄付金を募り、入所患者の労働により6畳2間の十坪住宅を建設、これを国庫に寄付するという形式で定員超過の患者住宅に充

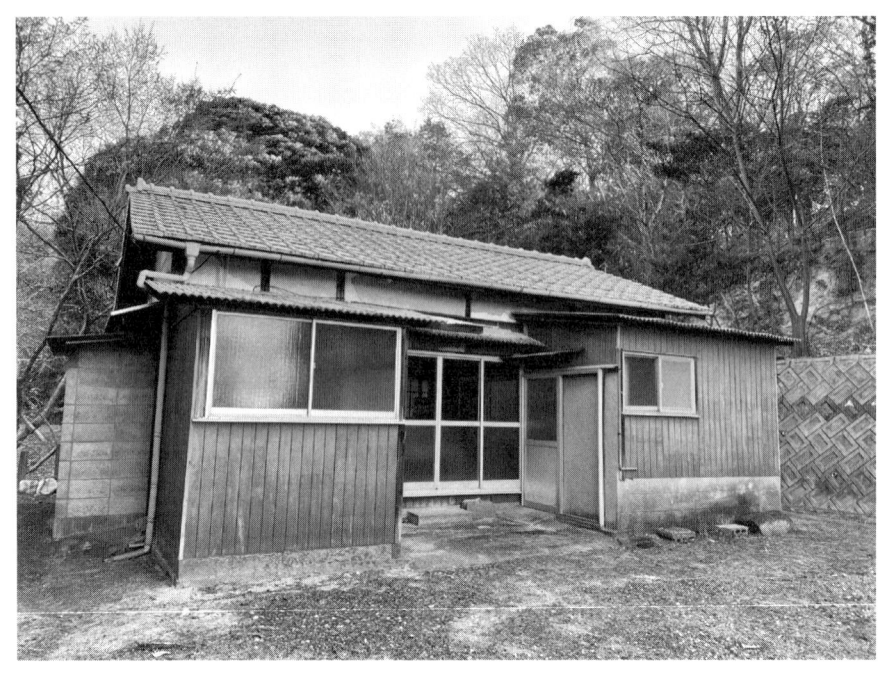

復原された十坪住宅

てようというものであった[29]。

　十坪住宅の建設が進むなか、光田は、「軍人は国のために屍を満州の野に曝すを潔とし、進んで国難に赴いた。銃後の人は之れを支持するに勉めた。それと同じく我等も村の浄化のためにも自分の疾病を治すためにも進んで療養所に行くべきである。況や皇太后陛下が日夜我等病者のために御軫念遊ばさる、と聞くに及んでは一日も早く不安の旧里を捨てて療養所に行くべきである」と、患者を出征兵士になぞらえ、隔離により「其村は浄化せられ、将来を不幸者の続出の悲惨事を断つに至つた事は国家社会の慶事である。吾人は今日迄全国各所に於て浄化せられた村数ヶ所を知る尚此れに習ふ部落若しくは村が続出せん事を希望してやまない」と述べている[30]。

　ハンセン病患者にとって隔離に応じることは、まさに国家・民族に対する責務であった。光田は、「民族浄化」論を基調に、隔離する側にも、隔離される側

にも国家的な使命感を要求した。国家のため、民族のため、絶対隔離を推進する
という使命感、それこそが「無癩県運動」の原動力であった[31]。

1万人隔離の目標と強制隔離

「無癩県運動」のもと、国立ハンセン病療養所が増設される。国立療養所開設
は、1931（昭和６）年の長島愛生園に始まり、1932（昭和７）年の栗生楽泉園（群
馬県）、1935（昭和10）年の星塚敬愛園（鹿児島県）、1939（昭和14）年の東北新生園
（宮城県）と続いた。さらに、宮古島に1931（昭和６）年、沖縄県立宮古保養院が
開設され、1933（昭和８）年、臨時国立宮古療養所となった。

こうして、国立療養所も増設されるなか、「二十年根絶計画」が目指した１万
人隔離の目標は、1936（昭和11）年11月の三井報恩会からの寄付により、1946（昭
和15）年までに達成される見通しがついた。

こうした展望が出たことにより、日中全面戦争勃発後の軍事費膨脹、物資統
制強化という状況下においても、「無癩県運動」は停滞なく続行された。たとえ
ば、1940（昭和15）年７月９日から11日にかけて、熊本市郊外の本妙寺周辺の
ハンセン病患者の集落が熊本県警察部により解体させられ、118人の患者が
菊池恵楓園をはじめ各地の療養所へ隔離収容されている。本妙寺集落の存在は
以前から問題視されていたが、熊本県は一気にそれを解体させた。厚生省予防
局長高野六郎は、「紀元二千六百年の輝しき年に此の大事業が敢行されたのは
誠に欣快に堪へないところ」と絶賛した[32]。群馬県草津町にあったハンセン病
患者の集落湯之沢も1941（昭和16）年５月18日に解散させられ、患者は栗生楽
泉園に隔離収容されている[33]。

「無癩県運動」は戦局が悪化するなかでも継続された。戦争末期の1944（昭和
19）年６月25日〜27日に開かれた国立癩療養所長会議の場でも、多磨全生園か
ら、「神奈川県よりの入園が二九名ありまして其の為に同県は殆ど無癩県と相
成しました」と報告されている[34]。

日本のハンセン病療養所

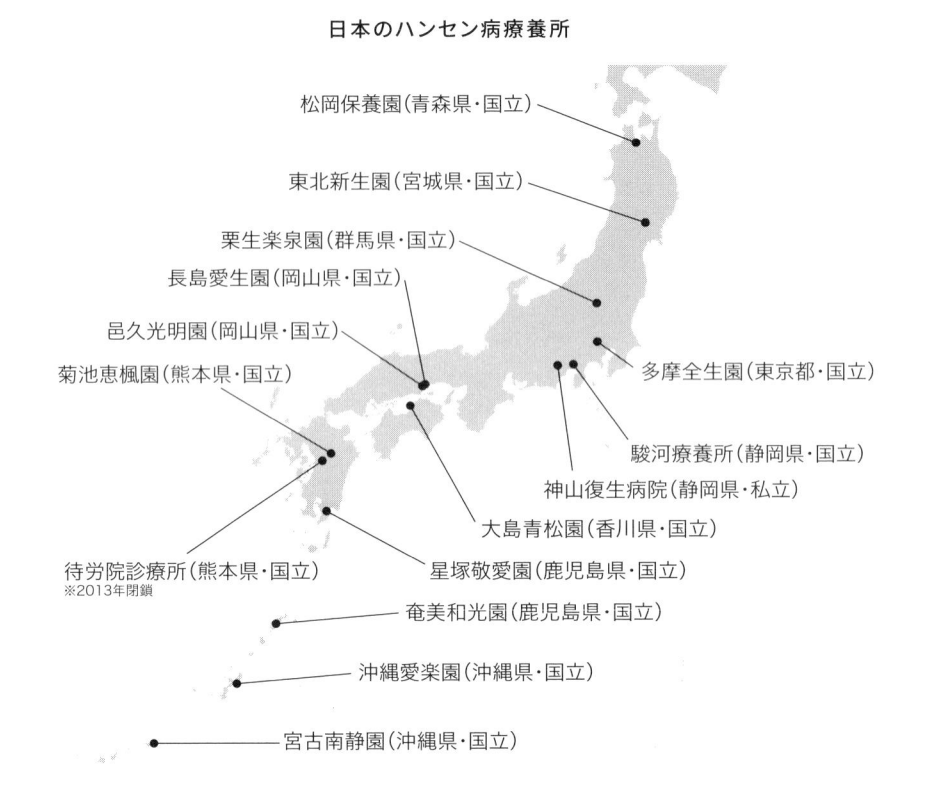

松岡保養園(青森県・国立)

東北新生園(宮城県・国立)

栗生楽泉園(群馬県・国立)

長島愛生園(岡山県・国立)

邑久光明園(岡山県・国立)

菊池恵楓園(熊本県・国立)

多摩全生園(東京都・国立)

駿河療養所(静岡県・国立)

神山復生病院(静岡県・私立)

大島青松園(香川県・国立)

待労院診療所(熊本県・国立)
※2013年閉鎖

星塚敬愛園(鹿児島県・国立)

奄美和光園(鹿児島県・国立)

沖縄愛楽園(沖縄県・国立)

宮古南静園(沖縄県・国立)

公立療養所の国立移管

　「無癩県運動」が進展していくなかで、公立療養所の国立移管が必至となった。国立療養所には収容対象者の地域性はないが、公立療養所は、第１区から第５区までの地域性があるため、定員に余裕があっても、管轄道府県以外の出身者は収容できないという矛盾があった。

　1941（昭和16）年７月１日、公立療養所はすべて国立に移管された。また、沖縄県立国頭愛楽園も国立移管され、臨時国立宮古療養所も国立宮古南静園となった。これにより、国立ハンセン病療養所は、それまでの長島愛生園・栗生楽泉園・星塚敬愛園・東北新生園に加えて、松丘保養園（旧北部保養院）・

多磨全生園(旧全生病院)・邑久光明園(旧光明園)・大島青松園(旧大島療養所)・菊池恵楓園(旧九州療養所)、それから宮古南静園・国頭愛楽園の11園となった[35]。

まとめ

　強制隔離政策を推進するために「無癩県運動」が組織され、これまでとは異なるハンセン病に係る差別偏見が作出・助長されることになった。無癩県運動を支えたのは癩予防協会や宗教関係組織であった。「無癩県運動」には「救済」の装いもなされ、「皇恩」が強調された。「救癩」活動の意義が高唱された。

第3章　戦前・戦中のハンセン病療養所の患者たち

大きな認識ギャップ

　「差別される」側は「差別されている」と訴えても、「差別する」側は「差別していない」と否定し、「水掛け論」になる可能性が高い。大多数の人は「差別する」側であるために、「差別していない」という結論になり、「泣き寝入り」を強いられることが多い。

　「足を踏んだ」人は痛みに気づかないが、「足を踏まれた人」は痛みを忘れない。ハンセン病問題の場合、多くの人は「足を踏んだ人」で、「足を踏まれた人」ではない。痛みを感じないということになる。「自分事」だと気づくには、ある人権課題については「加害者」側だが、ある人権課題については「被害者」側という、加害者と被害者の「置き換わり」を学ぶ必要がある。加害者だけではなく、自分も被害者になる場合があることに気づく必要がある。

　ハンセン病の患者・元患者および家族には、患者・元患者・家族という属性以外にもさまざまな属性がある。男性と女性という属性、日本人と外国人という属性、障がい者と健常者という属性、被差別部落出身者とそうではないという属性、等々。この属性に着眼した場合、「他人事」ではなく「自分事」という回

路が浮かび上がってくる。患者・元患者・家族という属性は当事者の属性のすべてではない。一部分でしかない。

療養所の歴史など

　日本の明治以降のハンセン病施設の歴史を見ると、私立、公立、国立の順に設置されている。最初に設立された私立療養所はすべて宗教的背景を持つものであった。この状況に大きな変化をもたらしたのは、日本が日露戦争に勝利し、世界の一流国の仲間入りを果たしたことであった。欧米でははるか以前に根絶されたハンセン病が、なお自国内に存在することは「国家の恥」だと感じられ、日露戦争が終わると、ただちに患者を隔離収容するための施設を設置する根拠法の制定に向かったからである。国立も考えられなかったわけではないが、日露戦争の戦後処理の経済負担もあって、公立の療養所に落ち着いた。国内では、東京（全生病院）、青森（北部保養院）、大阪（外島保養院）、香川（第四区療養所）、熊本（九州癩療養所）の５カ所に道府県連合立の療養所が設置された。すべての患者を隔離収容することはできず、対象は浮浪患者に絞られた。その状況に変化をもたらしたのも戦争であった。戦争の泥沼化のなかで、国は、全患者の隔離収容に踏み切り、その受け皿として国立療養所を設置した。公立療養所も国立に移管された。韓国でも、朝鮮総督府直属の小鹿島更生園に改組された。

　その国立第１号の長島愛生園への

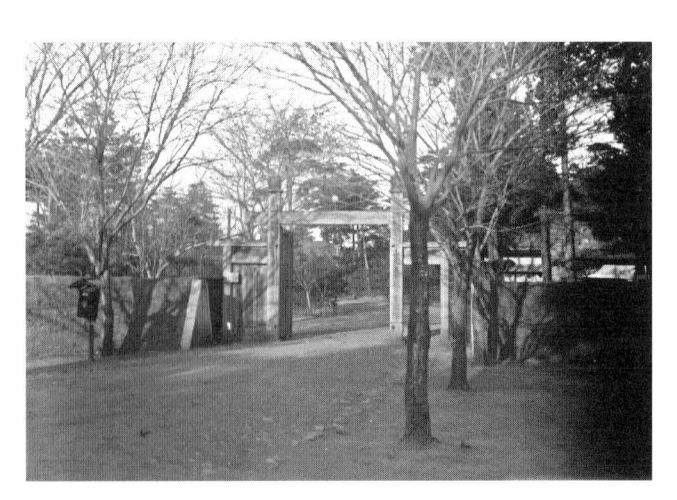

全生病院

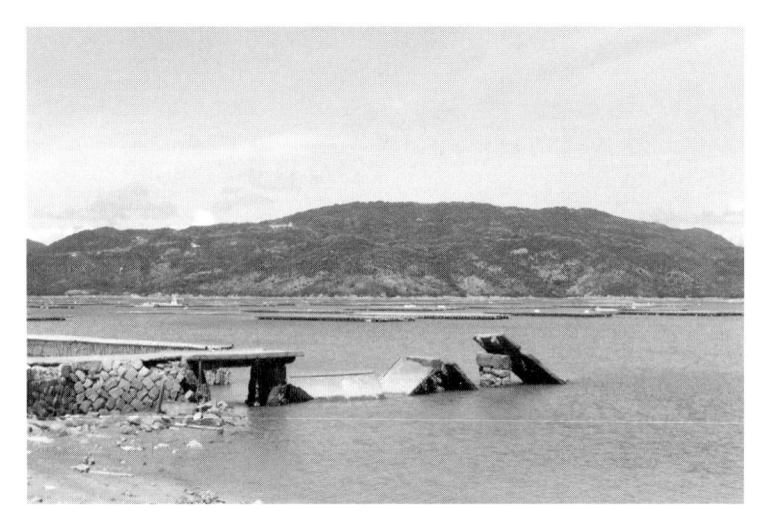

収容桟橋（長島愛生園）

入所については、ある入所者から次のように述懐されている。長島には収容桟橋があって、ハンセン病を疑われた人々は船でこの橋まで連れて来られた。患者の家族や付き添う人は収容桟橋より先に入ることが許されなかったため、ここが入所者にとって社会や家族との別れの場所になっていた。入所者が次に向かうのは「回春寮」と呼ばれる収容所で、この場所では、入所手続のほかに検査が行われた。逃亡を防止するために現金・禁止物品の取り上げ、持ち物や入所者の消毒などが行われた。着ていた服は焼却され、囚人服に類似の園内服に着替えさせられた。入所者は、ここで初めて社会との隔たりや恐怖を感じた。

　療養所では、入所者は園名を付与され、疑似家族も割り振られた。死体解剖承諾書に署名させられた者も少なくなかった。こどもたちも例外ではなかった。療養所の生活はとても貧しく、12畳半に8人あるいは夫婦4組が居住するということも珍しくなかった。医療面でも、人員不足が深刻で、十分な整備がなされるまで長い年月を要した。食事は、昼食に麦ごはん、夕食にジャガイモ1つが当たり前であり、調味料は一切なかったので、ときどき支給されるザラメや海苔と合わせて食べていたとされる。

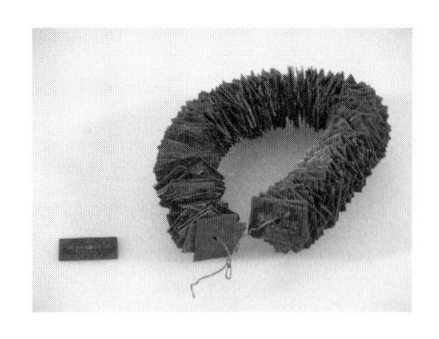 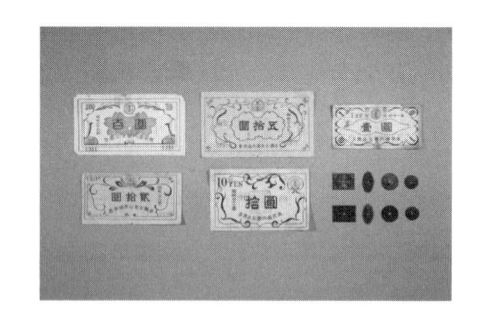

園内通用券　左が北部保養院（現松丘保養園）、右が多磨全生園
患者の逃走を防ぐなどの目的で、それぞれの療養所内でしか通用しな
い「お金」が使われていた。

療養所では、一般の通貨（日本銀行券）に代えて、園券、園金、院券（病院の券）、コマ、札銭（宮古南静園で使用）などと呼ばれる療養所内でのみ通用する「園内通貨」が用いられた。入所すると、所持していた一般の通貨は取り上げられ、園内通貨に換金させられた。園外に逃亡させないようにするためである。しかし、種々の不正事件が発覚したのが契機となり、日本における各療養所の特殊通貨は1955（昭和30）年までにすべて廃止された。

成立期の療養所は設備や処遇がほとんど整備されておらず、入所者はそのなかで、自らの生活を獲得するために自発的な活動を開始せざるをえなかった。そして、次第に、自治会などによって、入所者同士の相互救済制度が構築されていった。

療養所のこどもたち

内務省が実施した「全国癩患者一斉調査」から年齢別人数の推移をみると、1919（大正８）年は、１〜５歳５人、６〜10歳42人、11〜15歳294人、16〜20歳998人、1925（大正14）年は、１〜５歳11人、６〜10歳52人、11〜15歳314人、16〜20歳967人、1930（昭和５）年は、１〜５歳６人、６〜10歳29人、11〜15歳263人、16〜20歳739人、1935（昭和10）年は、１〜５歳７人、６〜10歳44人、

11 〜 15歳263人、16 〜 20歳819人となっている。

　これらの人たちも強制隔離の対象となりえたことから推察すると、詳しい統計は公表されていないが、各療養所では、設立当初から患者児童が入所していたといえる。

　ちなみに、厚生省医務局『昭和15年12月31日調査・癩患者ニ関スル統計』（1942〔昭和17〕年）より作成された「国公私立癩療養所における入所者の年齢別人数―1940（昭和15）年」によると[36]、国立の長島愛生園では、1 〜 5 歳 0 人、6 〜 10歳 6 人、11 〜 15歳68人、16 〜 18歳62人、合計136人（全年齢の総計1,533人）、公立の全生病院では、1 〜 5 歳 1 人、6 〜 10歳 2 人、11 〜 15歳31人、16 〜 18歳43人、合計77人（全年齢の総計1,236人）、同じく公立の九州療養所では、1 〜 5 歳 0 人、6 〜 10歳 7 人、11 〜 15歳28人、16 〜 18歳50人、合計85人（全年齢の総計1,095人）、私立の神山復生病院では、1 〜 5 歳 0 人、6 〜 10歳 1 人、11 〜 15歳 8 人、16 〜 18歳 8 人、合計17人（全年齢の総計130人）となっている。療養所内で、入所者に占めるこどもたちの割合は 1 割弱である。

　こどもたちにとって、隔離されたことで家族と関係を遮断された経験は、大人になった今も辛い出来事として記憶されている。

　入所したこどもを待ち受けていたのは「解剖承諾書」への署名であった。夢や将来のあるこどもに対し、強制的に承諾書を書かせることは、「死ぬまで入所者を拘束する終生隔離の一つの象徴」であった。これは、社会からの排除というよりも、むしろ患者の存在を否定し、社会から抹殺することを意味した。こどもに与えた影響がどのようなものか、想像をはるかに超えるものがある。

　入所後、こどもたちは、しばらくすると、男子は少年舎に、女子は少

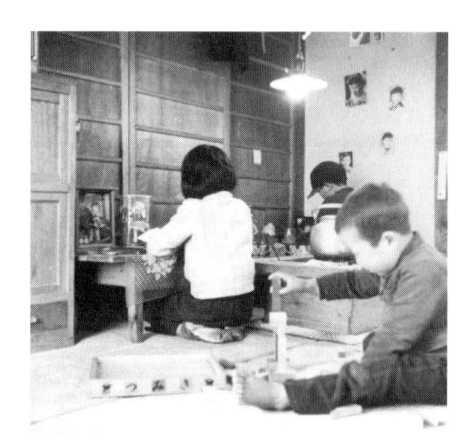

少年少女舎での暮らし

女舎に入居させられることが多かった。少年少女舎には、それぞれに、入所者から選ばれた「寮父」と「寮母」が配置された。こどもたちには、寮父母を「お父さん」「お母さん」、年長者を「兄さん」「姉さん」などと呼ばせた。疑似的な家族関係を築くことで、患者を療養所の生活に沈殿させようとした。そのため、親子で入所した場合でも、分け隔てられる生活を送らざるをえなかった。本来の家族を分断してまで、こどもたちだけの世界と疑似家族を作り上げることが、療養生活を送るための規律とされた。

　各療養所では、設立当初から、学齢期に達した患者児童に対しては、敷地内の施設を利用して寺子屋式の授業が行われた。全生病院では、1910（明治43）年に院内の礼拝堂の一部で授業を開始している。

　各療養所に教育機関が本格的に設置されるのは、1930年代のことである。「無癩県」運動の全国的な拡大により、学齢期のこどもたちが多く収容されていったために、設置に至った。各療養所では、この教育機関に、たとえば、「全生学園」や「外島学園」といった名称がつけられ、「学校らしい体裁」が整えられていった。一日の日課は、どの療養所でも、午前中に治療に行き、治療後、午後に授業を受けるというのが基本とされた。しかし、その授業の中心は、「読み・書き・そろばん」で、こどもたちに求められたのは、「新聞が読めて、手紙が書けて、園内通用券の計算ができる」ことであった。目指されたのは、

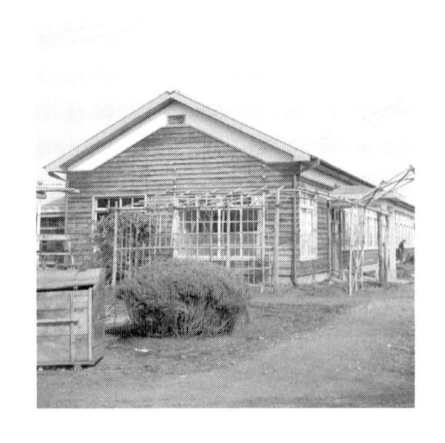

旧少年少女舎（百合舎）
多磨全生園　1955年ごろ
家族と離れて療養所にやってきたこどもたちは15歳になるまで少年舎や少女舎でくらし、多いときには30人以上が共同生活をしていた。少年舎は若竹舎・桐舎、少女舎は百合舎・椿舎などの名前がつけられた寮舎が使われ、大人の患者が寮父や寮母をつとめた。

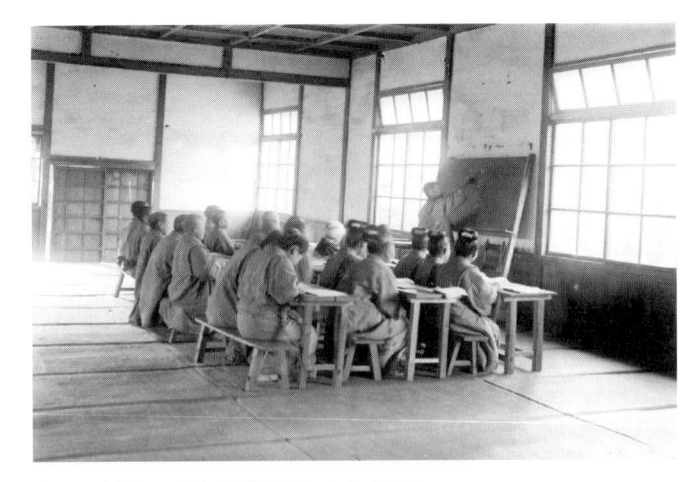

寺子屋授業　全生病院（現多磨全生園）
こどもの患者もいたため、「学校」が必要だった。当初は大人の患
者が教師役を務め、寺子屋式の授業を行った。

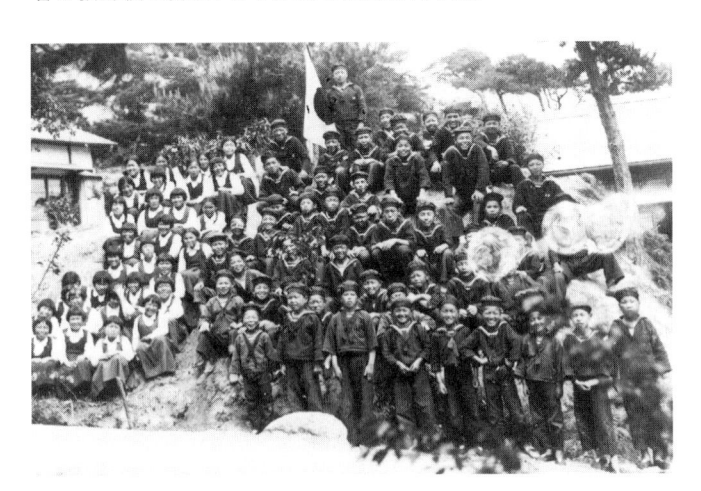

望ケ丘のこどもたち
長島愛生園　1930年代 〜 1940年代
発病すれば、こどもも大人と同じように収容された。長島愛生園で
は、こどもたちの生活の場として、大人が生活する一般舎と離れた
場所に少年寮・少女寮を建設し、その地を「望ケ丘」と名付けた。
学齢期のこどもたちは隣接する療養所内の学校に通った。

隔離の思想と表裏一体をなす、隔離された療養所で生き抜く力、すなわち「園内通用学力」（「閉ざされた学力」）の涵養であった。教育を通じてこどもたちに求められた人物像も「よき療養人」になることであった。治療・療養して社会復帰し、社会人として生活するということは想定されていなかった。

　1930（昭和５）年前後から、療養所の中に軍事色が強まっていった。それは患者児童にも影響を与えた。全生病院では、園内「少年少女団」が結成された。毎月２回の訓練があり、教練・体操・手旗信号などの練習が行われた。訓練が治療に及ぼすマイナス影響は顧みられなかった。訓練のなかで、ハンセン病の症状である「熱こぶ」（急性結節性紅斑）によって高熱を出し、体力を消耗していくこどもたちも多かった。戦時下になると、国立療養所多磨全生園（1941〔昭和16〕年７月１日に国立に移管し、名称も変更）では、全日本少年団が行った大野営にならい、療養所内において「心身の鍛錬」を行うキャンプが実施された。こどもたちは団歌を歌い、健康なこどもたちと同じように、「少国民」の道に励むことが求められた。

　戦争の直接的な被害を受けた療養所では、こどもたちも犠牲になった。証言集にも、戦争によって命を落とした事例が記されている。空襲被害を受けた沖縄愛楽園では、こどもたちが直接爆撃で犠牲になることはなかったものの、空爆から免れる豪生活から解放された後に、２人が栄養失調で死亡し、もう１人は肺結核で死亡したとされる。全体的な統計や詳細は不明だが、食糧難による栄養失調などが死期を早めたのではないかと推測されている[37]。

　戦後も、療養所のこどもたちが、日本国憲法の保障する「教育を受ける権利」や「発達成長権」、「家族とともに生活する権利」を享受しえたかが疑わしい。

断種手術の開始

　結婚は当初認められていなかったが、療養所への定着などを目的に、入所者間の結婚が許可された。しかし、それは、当初は、夫または妻が時々相手の住まいを訪ねて夜を、あるいは何日か暮らす「通い婚」で、「通い婚」が廃止されても、一つの夫婦舎に何組もの夫婦が同居する「夫婦雑居」であった。プライバ

シーのない生活であった。多磨
全生園では1950（昭和25）年頃
から夫婦個室化が始められる
が、手洗い、洗面所、お勝手の
共同使用が解決されるのは、戦
後30年あまりもたってからのこ
とであった。

　1915（大正4）年、療養所内
での男女間の交渉を認めること
が秩序維持につながると考えた
光田健輔（当時全生病院院長）が、
結婚を許す条件としてワゼクト

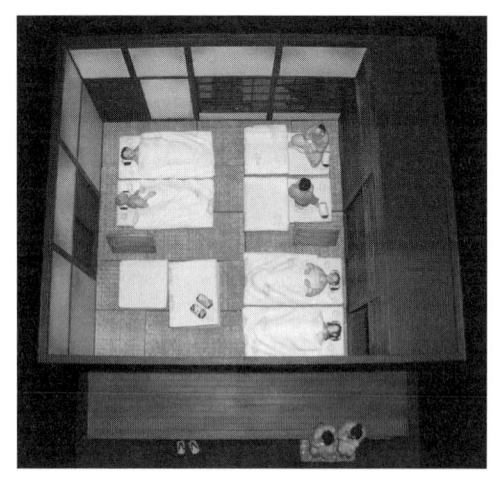

夫婦雑居の模型

ミー（精管切除）を実施したことがきっかけとなり、全国の療養所でワゼクト
ミーが実施されるようになった。1939（昭和14）年までに1,000人以上の患者に
ワゼクトミーが実施された。

　国立ハンセン病療養所は患者の隔離・絶滅を基本理念に置いていたこともあ
り、わずかの例外を除いて、療養所内での出産・育児を認めてこなかった。そ
のため療養所では妊娠中絶・人工早産を実施せざるをえない状況にあった。時
には新生児の命が職員の手によって無理やり奪われるという悲惨な光景も想像
に難くない。それを裏づける相当数の証言が、2001（平成13）年に判決が下さ
れた「らい予防法」違憲国賠請求訴訟においても見られた[38]。

所長の懲戒検束権

　設置当初の療養所内では、風紀が乱れ、秩序維持が困難な状況にあった。そ
こで、1915（大正4）年に全生病院長であった光田が所内の秩序維持のための
意見書を提出したことなどをきっかけとして、1916（大正5）年法律第21号に
よる「癩予防ニ関スル件」の一部改正が行われた。それにより、「療養所ノ長ハ
命令ノ定ムル所ニ依リ被救護者ニ対シ必要ナル懲戒又ハ検束ヲ加フルコトヲ

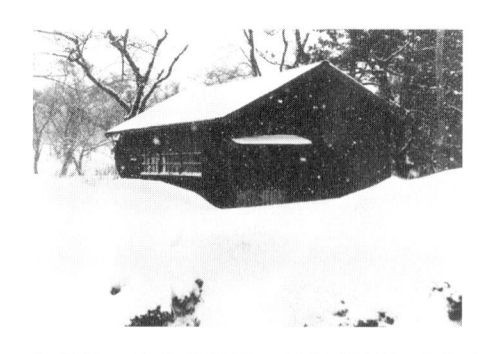
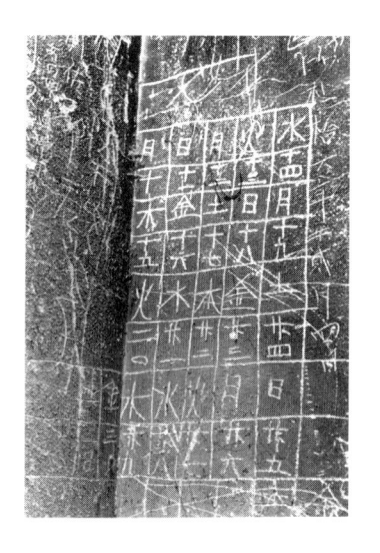

監禁室　松丘保養園　1966（昭和41）年か
【撮影／趙根在】（左）
壁に刻まれたカレンダー　長島愛生園　1970
（昭和45）年【撮影／趙根在】（右）
かつて監禁室に入れられた入所者によるもの。

得」（4条の2）とされ、療養所長の懲戒検束権が法文化された。また、これに
伴い、1916（大正5）年内務省令第6号により、「癩予防ニ関スル件」の施行規
則(明治40年内務省令第19号)が一部改正され、譴責、30日以内の謹慎、7日以
内常食量2分の1までの減食、30日以内の監禁が懲戒検束の内容とされた。

　懲戒検束権の法制化により、療養所長の取締りの権限が強化され、療養所の
救護施設としての性格は後退して、強制収容施設としての性格が強くなっ
た[39]。懲戒検束事由の定めはきわめて抽象的であり、恣意的な運用の危険を含
み持つものであった。たとえば、風紀を乱したとか、職員の指揮命令に服従し
なかったという理由で減食などの処分の対象とされ、また、逃亡しまたは逃亡
しようとしたとか、他人を煽動して所内の安寧秩序を害しまたは害そうとした
という理由で監禁などの処分の対象とされた。

患者作業

　ハンセン病療養所では、創設以来、「患者作業」というものがあり、療養所の
ほとんどの作業が入所者自身によって担われることになった。在園者の生活を

支えてきたのがこの在園者自身による「作業」であった。患者作業とは、ハンセン病療養所内で在園者が行う相互扶助的な労働で、作業の内容は農業や木工、洗濯、洋裁・和裁、看護など多岐にわたった。ほとんどの患者が作業経験者だといえる。

　これを入所時期との関係でみると、1940年代（昭和15 〜 24）年までの入所者の9割以上が患者作業を経験している[40]。

　療養所創立当初は、作業賃金は1日当たりタバコ1箱分のみで、無報酬労働に等しかった。その後、患者作業は、園にとっても、入所者にとっても欠かせないものとして定着化し、ルール化されていった。療養所内で作業が続けられた背景には、在園者に対して療養所予算および職員数が少なく、園の運営を在園者の労働力に依存せざるをえなかったという事情があった。作業は入所者に半義務的に課せられた「互助行為」という面をもった。半面、作業の管理を担った患者自治会は、入園者全体の利益の創出を目指した運営を行ってきた。各療養所には入所者の代表組織として自治会が存在し、自治会は入所者の福祉の平

邑久光明園作業賃一覧（1938年）

特別作業	総代	月給2円70銭
	病室不自由室付添	
	幹部	
	売店主任	月給2円50銭
	台帳係	
	会計係	
	事務所部員	
	売店員	
	理髪係	
	洗濯係	
	浴場係	
	教師	
	構内係	
	水道係	
	ミシン係	
	外科交換場助手係	
	焼却係	
	伝令	月給2円
	図書	
	治療助手	
	薬配	

普通作業	特殊木工	日給15銭
	土木	日給10銭 月額最高限度額2円50銭
	洗濯	日給10銭 月額最高限度額2円30銭
	裁縫	
	構内作業	日給8銭 月額最高限度額2円
	包帯ガーゼ再生	日給6銭 月額最高限度額1円50銭

邑久光明園入所者自治会『風と海のなか』（1989年）

当時の物価	タバコ	9銭（昭和14年）
	公務員の初任給	月給75円（昭和12年）
	国鉄入場券	5〜10銭（昭和7年）
	カレーライス	15〜20銭（昭和11年）
	牛乳	8銭（昭和13年）
	醤油一升	62銭（昭和13年）
	炭一俵	1円66銭（昭和14年）
	大工の手間賃	日給2円20銭（昭和12年）
	日雇い労働者の賃金	1円58銭（昭和13年）
	マッチ（10本）	12銭（昭和13年）
	郵便料金	封書（20gまで）4銭、ハガキ2銭（昭和12年）

週刊朝日『値段史年表』（1988年）

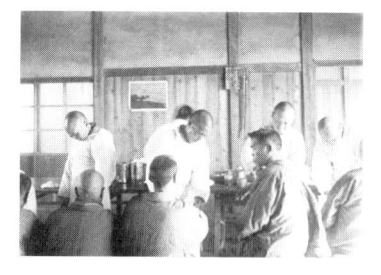

患者作業（治療助手）　全生病院（現多磨全生園）
医師や看護婦が少ない時代の療養所では、毎日の患者作業は療養所の維持・運営を目的として行われた。作業賃もわずかに支払われていたが、十分な休息や医療を受けることが難しいなかで患者たちはけがを負うなどして障害を重くしていった。包帯交換などは患者が助手として手伝っていた。

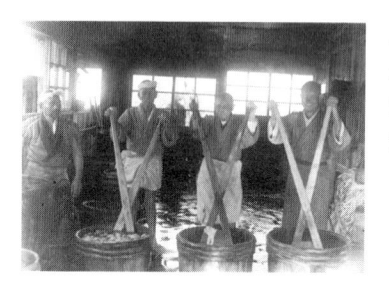

患者作業（盲人の洗濯作業）
全生病院（現多磨全生園）　大正期〜昭和初期
汚れた包帯やガーゼを樽に入れ、交差させた棒で洗う盲人患者。

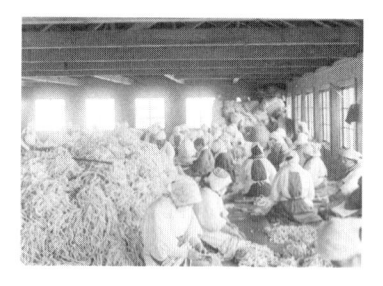

患者作業（包帯の巻き直し）
全生病院（現多磨全生園）
けがの治療には、消毒薬をつけて包帯を巻くぐらいしか方法がなかったため、包帯は毎日大量に使用された。洗濯し、干し、巻き直す作業は患者が行った。

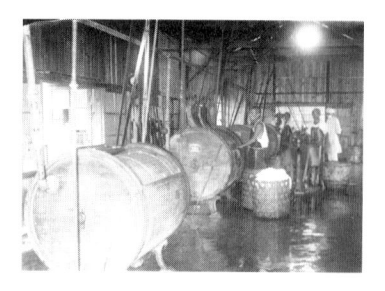

患者作業（洗濯場）
全生病院（現多磨全生園）　1937（昭和12）年か
昔の療養所では経費削減のため、使用した包帯やガーゼを洗濯して繰り返し使用した。洗濯や包帯巻き、ガーゼ伸ばしも患者が仕事として行った。

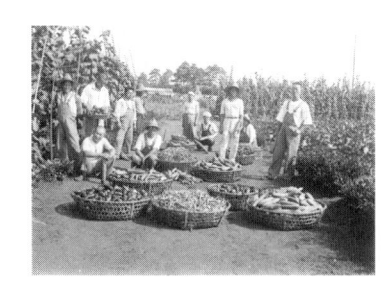

患者作業（野菜を収穫する農産部）
全生病院（現多磨全生園）
患者作業によって、園内の農園で野菜・根菜・果物・穀物などがつくられた。作物は療養所によって買い取られ、給食の材料になった。

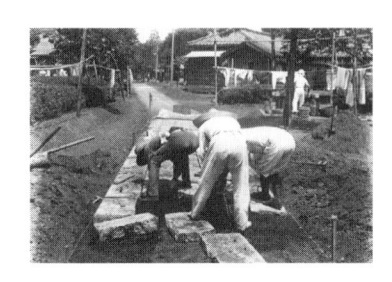

患者作業（道路の舗装作業）
全生病院（現多磨全生園）　1929（昭和４）年
多磨全生園周辺は粘土質の地盤のため、雨が降ると地面がひどくぬかるんだ。患者たちは杖をつく盲人や義足の人の歩行を助けようと、治療棟に向かう道などを大きな敷石で舗装した。

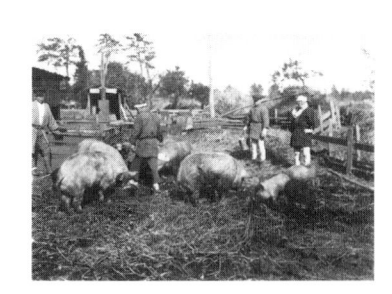

患者作業（養豚）
全生病院（現多磨全生園）　1935（昭和10）年
患者作業により育てられた豚は外に出荷されて患者の貴重な収入になった。

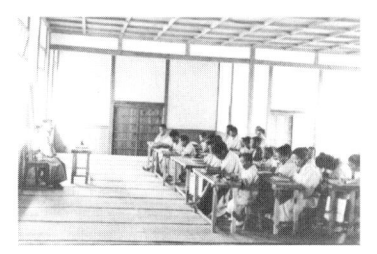

患者作業（教師）
全生病院（現多磨全生園）　1910（明治43）年
こどもの患者もいたため、「学校」が必要だった。当初は大人の患者が教師役を務め、寺子屋式の授業を行った。

等な実現を目指した。戦前における国立多磨全生園の作業では、産出物やその収益が、諸個人へ均等に、またはこどもや病人、不自由な患者などの弱者へ優先的に配分されるルールが存在したといわれる[41]。

　昭和に入ると、各施設が作業賃金を各種予算から賄っていた。連合道府県立の療養所が国立に移管される前の1938（昭和13）年頃の作業賃金は、付添いが24時間勤務で10銭、その他の作業は作業の強度によって、乙作業は8銭、丙作業は6銭となっていた。作業をしないと園の運営および入所者の入園生活にたちどころに支障が生じるが、そうかといって、患者作業が増えると、作業賃金の支出増のため、入所者の食費や医療費、営繕費が圧迫を受けるという矛盾に見舞われた[42]。

　この患者作業は、1962（昭和37）年に「全患協(現在の全療協)」が作業返還闘争を開始し、1977（昭和52）年に患者作業がほぼなくなるまで続いた。患者作業によって手足の障害を悪化させた入所者は多かった[43]。

入所者自治会の結成運動と重監房の設置

　国が煽り、官民一体で強力に推進されたハンセン病絶対隔離政策は、療養所に深刻な問題を持ち込むことになった。それまでの放浪患者と異なり、労働運動や社会主義運動などを経験した患者も隔離された結果、療養所の入所者のなかに人権意識を高揚させることになったからである。1931（昭和6）年には香川県の大島青松園で入所者自治会の結成を求める運動が起こり、ついに療養所当局に自治会を認めさせた「大島事件」が発生している。

　また、大阪府の外島保養院では、1933（昭和8）年1月に、共産主義思想の影響を受けた入所者により「プロレタリア癩者解放同盟」が結成され、反宗教闘争を展開し、すでに存在した自治会の主導権をめぐって入所者間に大きな対立を生み出した。8月には、院長村田正太が対立する両派の中心メンバーを追放するという事態にまで至った。世に「外島事件」といわれる。

　さらに、1936（昭和11）年8月には、長島愛生園で、園当局の患者への強制労働に関する管理強化への反発から、自治会結成を求めて入所者が強制労働を

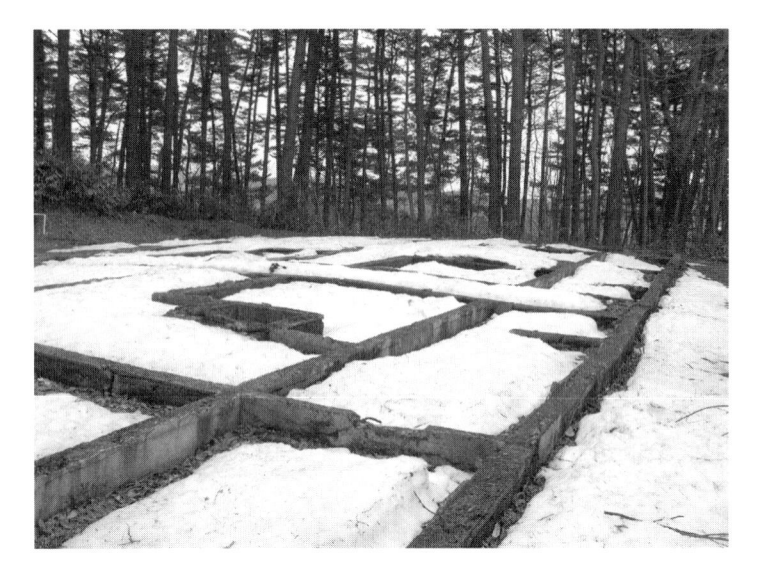

「重監房」の跡　栗生楽泉園　2006（平成18）年撮影
長島愛生園で起きた患者による抗議行動（長島事件）を契機に、
所長たちの間に園内の監禁室以外の施設を求める声が高まった。
1938（昭和13）年に「特別病室」（通称「重監房」）が設置され、各
療養所で特に反抗的とされた患者などが送り込まれた。1947（昭
和22）年に廃止されるまでに93人が収監され、23人が死亡したと
伝えられる。

拒否し、ついに自治会を園当局に認めさせている。「長島事件」として注目され
た[44]。

　皮肉にも、このような一連の患者運動の展開は、療養所側に「癩刑務所」の必
要性を強く意識させる結果となった。1937（昭和12）年3月、群馬県草津町に
開設された2番目の国立療養所栗生楽泉園内に、刑事犯のハンセン病患者を収
容するため、「癩刑務所」を設置することが司法省と内務省との間で協議され
た[45]。

　しかし、実際に完成したのは、「癩刑務所」ではなく、各療養所にある監禁室
の延長線上にある「特別病室」であった。この建設には、三井報恩会からの寄付

金2,412円が癩予防協会を通じて支出された。

　この特別病室に、「癩予防法」の懲戒検束規程に触れた患者が送致された。送致の理由も恣意的であり、従来の各療養所にある監禁所では生ぬるいと療養所側から目を付けられた患者が「見せしめ」として送致された[46]。

　監禁期間は30日以内（延長しても2カ月以内）という法の規定を無視し、61日以上監禁された者は、47人にも及んでいた。1938（昭和13）年の開設から1947（昭和22）年の廃止までのおよそ9年間に、特に反抗的だとされたのべ93人のハンセン病患者が「入室」と称して収監され、そのうち23人が凍死、衰弱死、自死している。「癩予防法」にも違反する不当な監禁が行われていたことになる[47]。

遺体解剖

　ハンセン病療養所では「遺体解剖」も行われていたことが判明している。2022（令和4）年11月、マスメディアは、弁護士らで構成する人権擁護委員会が岡山県瀬戸内市の国立ハンセン病療養所邑久光明園で行われていた入所者の遺体解剖についての報告書を公表したことを報じた。そのなかで人権擁護委員会は、「正当な同意を得ていたと見なすことはできず、重大な人権侵害であった」と結論付けた。

　同施設では2020（令和2）年に、入所者1,123人の解剖録が見つかり、約2年かけて検証が進められてきた。報告書では、1938（昭和13）〜1998（平成10）年に同施設で死亡した1,674人のうち、約7割に当たる1,184人が解剖され、「一般の医療機関では考えられないほど高い」と指摘された。確認された入所者本人らによる解剖願いは7件、遺族らによる承諾書は164件に過ぎず、入所者からの聞き取り調査でも承諾を迫られたとの証言があった。戦後になり、ハンセン病の治療法が確立され、医学的な必要性を失った1950（昭和25）年以降も医師らが従来の方針を続けたと指摘した[48]。

患者の人権を著しく否定していた実態

　遺体解剖は、他の国立ハンセン病療養所でも、高い確率で、事実上、本人ま

たは遺族の承諾を得ないままで、最近まで行われたものと推察される。

　世界医師会「ヘルシンキ宣言　人間を対象とする医学研究の倫理的原則」（1964年採択）によると、「インフォームド・コンセント」について、たとえば、次のようにうたわれている。

　　「被験者候補がその情報を理解したことを確認したうえで、医師またはその他ふさわしい有資格者は被験者候補の自主的なインフォームド・コンセントをできれば書面で求めなければならない。同意が書面で表明されない場合、その書面によらない同意は立会人のもとで正式に文書化されなければならない。」

　　「（被験者に）研究参加へのインフォームド・コンセントを求める場合、医師は、被験者候補が医師に依存した関係にあるか、または同意を強要されているおそれがあるかについて特別な注意を払わなければならない。そのような状況下では、インフォームド・コンセントはこうした関係とは完全に独立したふさわしい有資格者によって求められなければならない。」

　ここにいう「インフォームド・コンセント」とは、患者・家族が医療職からの説明を受けて病状や治療について十分に理解し、また、医療職も患者・家族がさまざまな状況や説明内容をどのように受け止めたか、どのような医療を選択するかを見聞きして、患者・家族、医療職、ソーシャルワーカーやケアマネジャーなど関係者が互いに必要な情報を共有し、皆で合意するプロセスをいう。日本国憲法第31条の保障する「適正手続」の医療における具体化である。

　国立ハンセン病療養所の医師らが、この宣言に違反したことは明らかであろう。

　憲法第31条は、刑罰を科す場合の適正手続の保障について、「何人も、法律の定める手続によらなければ、その生命若しくは自由を奪われ、又はその他の刑罰を科せられない。」と規定している。この規定は、アメリカ合衆国憲法修正第5条および修正第14条に由来するもので、英米法の特徴である「手続的正義」

という考えに立脚している。結論に至る過程自体も公正なものでなければならないという考え方である。最高裁判所は、この保障は行政手続一般にも及ぶとした(平成4年7月1日大法廷判決)。そこで、1993（平成5)年に行政手続法が制定され、行政処分を課すにあたっても、与える不利益の大きさ・程度に応じて、事前の告知・聴聞・弁解の機会を与えることが必要となった。この「事前の告知・聴聞・弁解の機会」を主な内容とする適正手続の保障は、インフォームド・コンセントにもみられるように、民事の領域にも及ぼされている。医療の領域でも、医師は患者等に対し十分にインフォームド・コンセントを得たうえで治療等を行わなければならないとされる。人権を手続的にも保障していこうとの考えは、今や人権擁護を図るうえで欠かせない視点となっている。

胎児等標本

「胎児等標本」の作成も行われていたことが明らかになっている。ハンセン病検証会議最終報告書別冊「胎児等標本調査報告」(2005〔平成17〕年3月提出)に、調査結果の概要が次のようにまとめられている。

全国の国立ハンセン病療養所および国立感染症研究所ハンセン病研究センターには、人工もしくは自然流産または人工早産などによる胎児または新生児のホルマリンにつけられた標本(「胎児等標本」)が相当数存在している。現在このような胎児等標本の存在が判明している施設は、国立療養所松丘保養園(青森県)、国立療養所多磨全生園、ハンセン病研究センター（東京都）、国立駿河療養所(静岡県)、国立療養所邑久光明園(岡山県)、国立療養所星塚敬愛園(鹿児島県)の6カ所である。

これらの療養所などのほかに、入所者もしくは、過去に勤務した職員がその存在を語っている国立療養所東北新生園(宮城県)、国立療養所長島愛生園(岡山県)、国立療養所大島青松園(香川県)などを加えると、実に半数以上のハンセン病施設で胎児等標本が残され、長い間放置されてきたという事実がある。おそらく全国のすべてのハンセン病療養所で同様の標本作製が行われていたことが強く推測される。2005（平成17)年時点で、胎児等標本の残っている施設は

6施設、1施設あたりの胎児等標本数は1〜49体、合計114体である。標本作製の時期は、1924（大正13）年から1956（昭和31）年までの約32年間である。標本の作製年月日に関しては、不明が50％と半数を占める。明らかなものでは昭和10年代（1935〜1944年）が最も多く、昭和20年代（1945〜1954年）が続く。

　ハンセン病療養所における断種が1915（大正4）年に開始されていることを考えると、ほぼ時を同じくして妊娠中絶なども開始されたと推察される。したがって、1920〜1930年代にも胎児等標本の作製が行われていたものと考えられる。

　しかし、この時期の残存している胎児等標本は少ない。おそらく、この時期に作製された胎児等標本は種々の研究に供され、その後、処理された可能性が

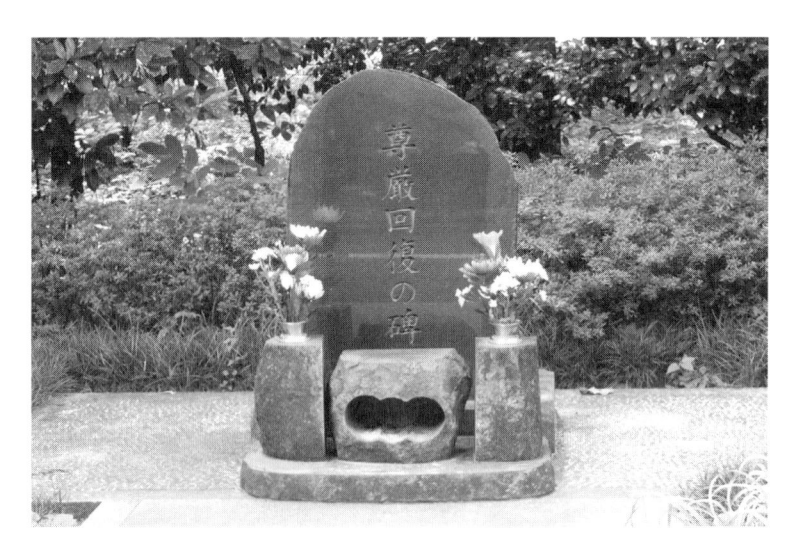

尊厳回復の碑　多磨全生園　2013(平成25)年撮影
堕胎された胎児を弔うため、2006(平成18)年に建てられた。療養所では患者がこどもを産み育てることは許されず、妊娠した女性患者は堕胎手術を受けさせられた。ハンセン病国賠訴訟の判決後に実施された検証会議の調査では、全国の療養所で100体以上の胎児標本の存在が明らかとなり、多磨全生園の関係では36体が確認された。

高い。たとえば、当時大島青松園に在職していた宗内敏男は、「癩患者の胎児に於ける癩菌の検出」と題する研究を発表し、そのなかで18体もの胎児を使用している[49]。

　1935（昭和10）年以後になると、戦争の影響もあり、研究する医師が次第に減少し、胎児等は研究に使用されなくなった。しかし、妊娠中絶は引き続き行われ、胎児等は残りつづけた。戦後になっても、研究活動はなかなか回復されなかった。ハンセン病の流行そのものも明らかな終焉傾向を見せ、療養所の入所者の平均年齢が上昇した結果として妊娠などが減少し、胎児等は残らなくなった。

　胎児等標本の計測が行われた結果、ホルマリンに長期保存されると、胎児等の体重は、娩出時直後の測定に比して大幅に減少しており、産科学的胎齢とまったく合致していないことが推測された。これに反して体長はほぼ充分に保存されているように思えるので、体長を用いて胎齢を推測し解析を試みた。その結果、114体中の29体は、体長から推測して妊娠8カ月（32週）を過ぎていることになり、そのうちの16体は、36週以後に産まれたことが推測された。これは、それぞれ全体の25.4％、14.0％となる。少なく見積ったとしても、25％以上が妊娠中絶ではなく、人工早産もしくは正期産ということになる。

　入所者の訴えのなかで「出て来た赤ん坊が泣き、看護師が『元気な男のお子さんですよ』と知らせ、そしてしばらくすると遠くで赤ん坊の泣き声が止んだ」などという証言がきわめて真実性の高いものであることが裏付けられよう[50]。

　調査結果が、このようにまとめられている。

薬「虹波」の人体実験

　「虹波」というのは、写真フィルムの発色に使われる化学薬品の感光剤を合成した薬剤で、抗菌作用があるとされ、太平洋戦争中から終戦直後にかけて、国民の体質を向上させ、軍事作戦で応用するために、陸軍の嘱託で、熊本医科大学（現熊本大学医学部）の波多野輔久医師が開発を進めた。

　この臨床試験には国立ハンセン病療養所も関わっており、1942（昭和17）年

から1945（昭和20）年にかけては、菊池恵楓園、大島青松園、長島愛生園、多磨全生園などの入所者に対しても、この「虹波」の臨床試験が、医学部教授との人的関係などを媒介として実施された。

2014（平成26）年10月付でまとめられ、知事に手交された「熊本県『無らい県運動』検証委員会報告書」は、戦中戦後の菊池恵楓園において園長の宮崎松記を中心に入所者に対して行われた「虹波」の臨床試験についてその経緯を詳述している[51]。添付の同「報告書（資料編）」では、この臨床試験についても入所者から聞き取りを行い、Rさん（当時79歳、1942〔昭和17〕年9月26日入所、入所時11歳）とSさん（当時83歳、1944〔昭和19〕年8月13日入所、入所時18歳）から聞いた話を掲載している[52]。

さらに、菊池恵楓園では、この人体実験についてのとりあえずの調査結果をまとめた国立療養所菊池恵楓園歴史資料館運営委員会編『虹波に関する調査報告書第1報』および『第1報（資料編）』が2024（令和6）年6月に公表されている。

臨床試験は、物理兵器（原子爆弾）を含む兵器に関する科学的諸作用の生理学的研究を担当した軍直属の研究所の陸軍第七技術研究所が指揮し、当時の宮崎松記園長の監督の下で行われ、1942年12月から戦後の1947（昭和22）年6月まで続いたという。医学的・生物学的にどのように作用して治療効果をもたらすかは、太平洋戦争後においても明確にはなっておらず、これを追求するための研究が戦後に実施されている。投与対象者は少なくとも472人にのぼる。この472人には6歳児も含まれていた。試験中に死亡した9人のうち7人の死因は肺結核や急性肺炎などだったが、残る2人は虹波が原因と疑われるという[53]。

前述の入所者からの聞き取りでは、「8月入所で9月には［虹波を─引用者］受け始めてから［入所して─引用者］すぐでしたね。私が入所したころは宮崎園長独裁でしたから、（虹波の治験を受けるにあたって）異論は差し挟めない時代でした」[53]と証言されている。「調査報告書第1報」でも、「被験者は臨床試験への参加を拒否できなかった」と指摘し、園内での安寧な生活を得るために従順な態度を取らざるをえなかったと結論づけている[54]。

前述の熊本県報告書は、「陸軍の後押しで実施された『虹波』の研究は、ハン

セン病患者を対象とした壮大な人体実験に他ならなかった。戦争中という時期に、園長という立場と権威を利用して、有無を言わさず実施されたものであった。死者まで発生しているということは、医療行為という名に隠れた『殺人』であったということも可能であろう」と結論付けている[55]。

まとめ

　入所者の方に療養所はどんな所でしたかと尋ねると、「地獄だった」という方と「天国だった」という方に大きく分かれる。「とても貧しくて」かつ「監視の厳しい」、「遺骨になっても」出られない、そんな療養所生活を同じように体験されたにもかかわらず、このように大きな違いがある。家族から護られていたために、社会で偏見差別に直接さらされることのなかった方にとって、家族から隔絶された療養所は、「地獄」と呼ぶに等しい場であった。これに対し、家族に護られることなく、社会の偏見差別に直にさらされ、まさに「地獄」のような社会生活を強いられていた方にとって、療養所は、「天国」とも感じられる場に映った。一部の入所者にとって、光田健輔は、この「天国」の「守護者」と映った。「ストックホルム症候群」と類似の状況が発生したといえないか。同症候群とは、人質になった人が犯人に同情や愛情、ときには感謝の気持ちを抱き、犯人を擁護し、支持する側にまわってしまう被害者の心理状態のことを言う。

　この「地獄」観、「天国」観は今も続いている。今の社会も、ハンセン病に係る偏見差別が根強いからである。入所者の方が「天国」だとおっしゃったからといって、憲法違反の強制隔離の場となった療養所が「天国」に化けるわけではない。療養所が「天国」だということは当事者の方にとっては社会が「地獄」だということである。この「地獄」に私たちが気づいていないだけである。

第 2 部

戦後のハンセン病問題の歴史

● 戦後、日本国憲法が施行され、人権尊重が謳われた。ハンセン病治療薬も投与され、ハンセン病は「治る病気」になったが、強制隔離政策はむしろ強化され、新「らい予防法」も制定された。それはなぜか。

● 入所者は自治会を結成し、新「らい予防法」の制定反対を訴えたが、社会の支持を得られなかった。それはなぜか。

● 新「らい予防法」の廃止は1996（平成 8 ）年にまで遅れた。それはなぜか。

● ハンセン病に係る差別偏見を作出・助長した「無らい県運動」は戦後の方が強力だった。それはなぜか。

● この差別偏見は私たちの中から消えているか。消えていないとすると、なぜか。

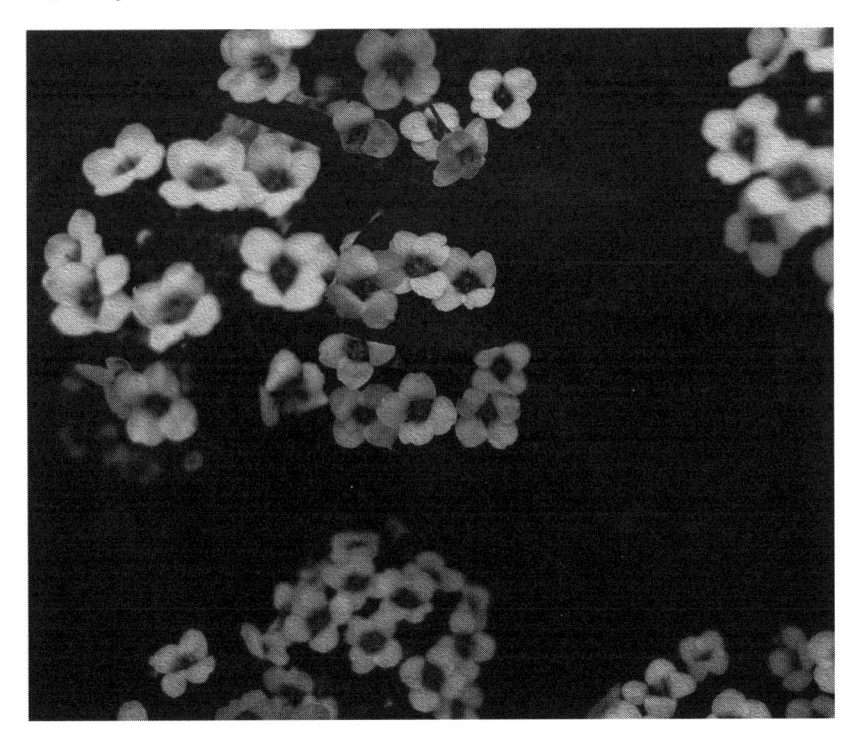

第1章　戦後の日本のハンセン病政策──「らい予防法」成立まで

終戦に伴う内外における激しい変化

　1945（昭和20）年、第二次世界大戦は日本の敗戦をもって終結した。国内では、国民主権、平和主義、基本的人権の尊重を三本柱とする日本国憲法が、1946（昭和21）年10月に制定され、翌1947（昭和22）年5月から施行された。国際的には、1945（昭和20）年に国際連合が発足し、1948（昭和23）年に開催の第3回国際連合総会において、「世界人権宣言」が採択された。その前文では、「すべての人民とすべての国とが達成すべき共通の基準として、この世界人権宣言を公布する」とうたわれた。人権保障の新しい幕開けであった。以後、人権問題は最重要の国際問題とされ、人権内容の国際化のみならず、人権擁護体制の国際化も進められた。

　ハンセン病に係るところでは、1946（昭和21）年7月にニューヨークで開かれた国際保健会議によって世界保健機関憲章（1948年4月7日発効）が採択された。国際連合の保健・医療分野を担う専門機関として、世界保健機関（WHO）も1948（昭和23）年8月に設立された。日本も、1955（昭和30）年に国際連合に加盟して以来、WHO活動に参加している。

衛生警察の廃止と保健所の設置

　1947（昭和22）年の警察改革により、新たな警察法が施行された。特高警察活動など、社会の安寧秩序を目的に非民主主義的に市民を取り締まる活動が廃止された。ときにはサーベルなどの威力を用いて患者の「狩り出し」に当たった衛生警察も廃止された。この廃止に伴い、ハンセン病関係事務は、都道府県においても、警察部（衛生警察）から新設の衛生部（保健所）に移管されることになった。

　戦前、ハンセン病に関する問題の所管をめぐっては、中央においては内務省衛生局（医師）と警保局（警察）の権限をめぐる綱引きがあり、地方においては警

察(衛生警察)が主導するといった構図があったが、警察改革にともなってこれが表面的には大きく崩れることとなった。

　戦後の「無らい県運動」もその影響を大きく受けた。戦前の「無癩県運動」にみられる警察官によるサーベルの威力に代って、住民らによる排斥運動が猛威を発揮することになった。

　もっとも、戦後においても社会福祉行政(国の機関委任事務)下の行政警察的機能の維持に対応して、警察が水面下において看過しえない役割を果たし続けた。そのことは戦後の増床計画について書かれた、次の1948 (昭和23)年5月19日付新聞記事からも明らかであろう。

　　「厚生省は、三〇年計画で日本からライ病を根絶するためその潜在患者を
　　発見すべく全国的にライの一せい検診に乗り出した。」「各市町村の衛生官
　　と警官が協力してライ容疑者名簿を作る……。」

プロミンの登場と厚生省の見解

　1941 (昭和16)年3月から、アメリカのカービル診療所で、プロミン治療が始まった。ハンセン病患者に使用され、劇的な効果をあげることが発表された。これにより、ハンセン病は「治る病気」になった。日本にその有効性が報告されたのは、第二次世界大戦のただ中の1943 (昭和18)年頃のことであった。

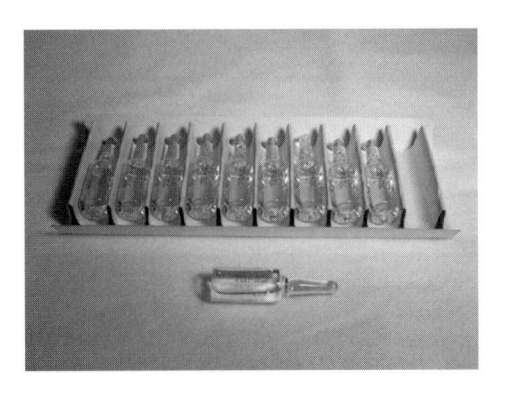

プロミンのアンプル
「らい菌」への効果をもつ初の化学療法薬。日本では1947 (昭和22)年より治験が開始された。著しい治療効果をあげたが、有効成分の濃度が低いために耐性菌の出現を招くなどの課題もあった。

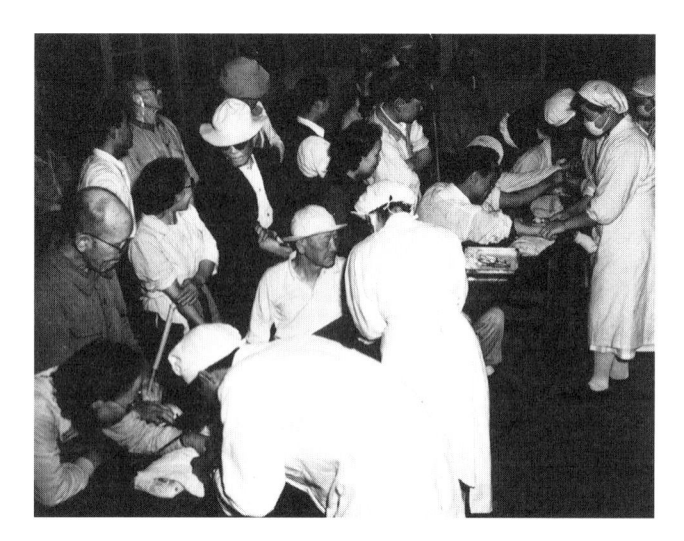

プロミン注射　栗生楽泉園　1950（昭和25）年ごろ
プロミンの登場によって、ハンセン病は治すことができるようになった。患者たちの間に大きな希望が生まれた。

戦後になって、日本はアメリカからプロミンを輸入したが、1946（昭和21）年に国内でプロミンの合成に成功し、翌1947（昭和22）年から治療が開始された。

　経済力のない入所者にとっては入手が困難であったため、1948（昭和23）年、「だれにもプロミンを」を目標に、プロミン獲得促進実行委員会が結成された。この「プロミン獲得運動」は、最終的に国に予算化を認めさせる成果をみた。

　日本国憲法はその第25条において「国民の生存権」を規定した。しかし、国民はこの権利の主体ではなく、保護の客体でしかなかった。それは、「国立」療養所への「全患者」収容の主要目的の一つとされた「治療」に関しても同様であった。入所者らによる直接請求権は否定され、そこでも国の政策による反射的利益の面が強調された。「全患者」収容政策は、このような「主体の客体化」を通じて、日本国憲法の「文化国家」ないし「福祉国家」の理念と接合された。これによれば、「治療」を療養所内に限定することも可能となり、この限定を通じて、「治療」の充実が、「全患者」収容政策の廃棄ではなく、むしろ反対に、同政策の

強化に接続せしめられることになった。大きな成果を上げたプロミン予算獲得闘争もこのような悪循環を断ち切るまでには至らなかった[1]。

プロミン獲得運動は、各療養所の患者自治会を組織としてまとめた全国癩療養所患者協議会〔「全癩患協」、後に全国ハンセン病患者協議会〔「全患協」〕に改称。現在は全国ハンセン病療養所入所者協議会〔「全療協」〕）の結成に向かわせた。1951（昭和26）年、7施設の入所者自治会が集まった全国癩療養所患者協議会が誕生した。5カ月後には、さらに3施設の入所者自治会が加わり、当時アメリカの統治下にあった沖縄・奄美にあった3施設を除くすべての国立療養所の入所者自治会が加盟した。

プロミンが療養所の患者に使用されるようになり、症状がよくなりつつある状況で、1948（昭和23）年11月、第3回国会衆議院厚生委員会において、武藤運十郎衆議院議員により、「国立癩療養所の施設並びにその生活改善に関する請願」（栗生楽泉園・東北新生園・駿河療養所・菊池恵楓園・星塚敬愛園の入所患者一同合計3,276名の共同請願）が出された。その答弁に際し、厚生省東龍太郎医務局長は、政府委員の一人として、次のような重要な答弁をしている。

> 「［プロミンなどの治療薬の進展により─引用者］癩というものは、普通の社会から締め出して、いわゆる隔離をして、結局その隔離をしたままで、癩療養所で一生を送らせるのだというふうな考えではなく、癩療養所は治療をする所である、癩療養所に入って治療を受けて、再び世の中に活動し得る人が、その中に何人か、あるいは何百人かあり得るというようなことを目標としたような、癩に対する根本対策──癩のいわゆる根絶策といいますか──、全部死に絶えるのを待つ五十年対策というのではなく、これを治癒するということを目標としておる癩対策というようなものを立てるべきじゃないかと私どもも考えております。」[2]

厚生省に国際学会や国際連合などの情報が適宜入っており、これらの国際動向および治療薬の発展から、「癩の根絶策」を柱とする絶対隔離政策を見直す時

期にきていることを厚生省も十分認識していたことが、この答弁からもうかがえる。

しかし、この認識が具体化されることはなかった。これ以降の厚生省の国会答弁などでも隔離を見直す発言は一切ない。それには、国内の医療関係者、とくに療養所医官の意見が反映されていたと考えられる。1949（昭和24）年の所長会議で、長島愛生園長の光田健輔は、「患者を絶対に退園させない。増床して国内の患者を一掃すべきである」と強調し[3]、軽快者の退所にも懲戒検束の撤廃にも反対の決議をあげた。

優生保護法の成立

新憲法施行の翌1948（昭和23）年、今まで非合法で行われてきた患者への断種・堕胎が優生保護法（法律第156号）の制定（1948年6月30日）によって、合法化された。

優生保護法は、戦前の国民優生法（昭和15年法律第107号）を改正するものであった。前述した通り、遺伝病患者への対応を主とする国民優生法においては、ハンセン病は感染病であるため、対象とされてはいなかった。にもかかわらず、優生保護法への改正に際しては、何ら審議がないままに、ハンセン病患者などへの優生手術が認められるに至った。

これには、実際には1915（大正4）年頃より、全生病院で断種手術が行われていたことが大きかった[4]。敗戦後の未曾有の食糧難も大きく与った。

戦前ではこの行為は法律違反であり、そのうえ、違法行為に合理的な理由はなかった。日本国憲法の下で合法化したことの責任は重い。国際的にも、ハンセン病を理由として、優生手術を認める国は皆無である。

国際的な動向の無視

第5回「国際らい会議」が1948（昭和23）年、ハバナにおいて開催された。会議では、「治療」については、プロミンを含むスルフォン剤などの開発により、ハンセン病治療に目覚ましい進歩がみられるに至った事実が明らかにされてい

る。そのうえで、ハンセン病の「コントロール」について、医学的対策では、療養所、診療所——外来診療、予防所との連携が必要だとしている。

　重要なのは、療養所の諸条件についてである。「らい療養所の存在位置は交通の便利な都市間の中央近くがよい。最も近い都市から半径10〜30km内が好ましい。患者を特別な小島に隔離することは無条件に責められるべきである」と指摘している。

　さらに補遺の「決議」では、患者とその家族に対する社会福祉の必要性が指摘され、これには社会復帰上の援助も含むとされている。患者の呼称を、差別的な意味を伴うレプラ(Leper)をレプロシー・ペイシェント(Leprosy patient)に、病名を学術用語レプロシー (Leprosy)に統一することを公表している[5]。

　この呼称の統一については、第5回「国際らい会議」決議を受け、1953（昭和28)年に在マニラWHO太平洋地域局I・C・ファン医学博士から、厚生大臣宛に通達された。国内では文部省大学学術局長から、日本医学会と日本癩学会宛てに趣旨の徹底について指示があった[6]。

　1952（昭和27)年、WHO内に「らい専門委員会」が設立された。同委員会の目的は、医学の進展や社会的状況、国際的学会の動向を踏まえ、世界のハンセン病政策の基本方針を検討し決定することにある[7]。

　第1回「らい専門委員会」は、1952（昭和27)年にリオデジャネイロで開催され、翌1953（昭和28)年に報告書が発表されている。報告書の項目「コントロール」では、ハンセン病は、それだけを単独に扱う病気ではなく、公衆衛生に関する問題であるとしている。コントロールは、政府の公衆衛生の職員によって行われなければならず、政策を決定するのはあくまで公衆衛生の立場からであって、決して公衆の恐怖や偏見から行われるものであってはならないと指摘している。

　療養所に隔離する場合でも、感染性と非感染性のうち、感染性のハンセン病を対象とするが、隔離による社会的弊害を考慮する必要性があることを指摘している。「治療」について、スルフォン剤による治療の有効性を認めており、詳しく投与量や方法について記述している。

　報告書は、ハンセン病が一感染症であることを前提に、その対策を一般的な公衆衛生の中で位置づけることを強調し、スルフォン剤などが有効であることに言及したものである。早期発見、早期治療の観点から、ハンセン病を医療問題としてとらえ、そのために患者への人道的配慮、病気に対する偏見除去のための視点が貫かれている[8]。

　しかし、日本では、このような国際的な動向は無視されることになった。日本の終生隔離政策に決定的に欠けていたのが、患者の基本的人権の尊重であった。

GHQの対応

　日本における全患者隔離は、戦前ではなく戦後において実現することになった。これには、連合国軍最高司令官総司令部(GHQ)の態度も大きく影響した。

　GHQの公衆衛生福祉局(PHW)の最大、かつ喫緊(きっきん)の関心事は、結核、赤痢・チフスなどの消化器系感染症、それに性病の予防にあった。占領政策における医療にまず課せられた問題は、占領軍の健康の維持、社会不安の除去と治安維持のための疾病(しっぺい)予防といった占領政策実施のための基盤整備であり、占領軍に直接影響ある性病や急性伝染病については、迅速で徹底した対策が講じられたのに対し、慢性伝染病への対応は遅れがちであった[9]。

　PHWは、1949(昭和24)年6月11日、アメリカ太平洋陸軍総指令部幕僚(ばくりょう)部高級副官部に対する報告のなかで、「ハンセン病は日本では重要な衛生上の問題ではない」と断言している。その理由として、「公的に維持された施設への隔離、補足的な食料の配給、治療におけるプロミンのような近代的な薬品の使用を含む近代的管理法は有効である」と述べている。この報告では、PHWは隔離政策の成果を認めている。

　PHW局長のクロフォード・F・サムスも、1949(昭和24)年9月16日付のH・W・ウエイド宛ての書簡において、光田健輔(みつだけんすけ)を「まだ会見したことはないが、彼は一流の人物であり、権威として日本人に受け止められている」と高く評価している。1950(昭和25)年6月6日付のMacNinch宛ての書簡のなかでも、日

本の国立ハンセン病療養所について、「どんな地域も入院治療ができなくて苦しまないように戦略的に配置されている」と満足している。このような、PHWおよびサムスの日本型隔離肯定論の背景には、プロミンの普及への期待があったと指摘されている[10]。

光田健輔の朝鮮人への露骨な差別意識

　当時厚生省は、プロミン治療により症状が回復した者の「軽快退所」を提案する一方で、隔離政策を維持し、強化すらしていた。光田健輔ら療養所長の間からは「軽快退所」にさえ否定的な意見が出されていた。

　朝鮮戦争が勃発する4カ月前の1950（昭和25）年2月15日、光田健輔は、多磨全生園長林芳信、栗生楽泉園長矢島良一とともに、第7回国会衆議院厚生委員会に政府の説明員として出席し、ハンセン病療養所の現状について説明している。そのなかで、光田は、同年1月に栗生楽泉園で起きた患者間の殺人事件で加害者が朝鮮人であった事実をあげ、「癩刑務所」の必要を示唆するとともに、朝鮮半島から日本に密入国するハンセン病患者が多いことを強調した。そして、「近来療養所の八千三百人の日本人は、おかげさまでおちついてはおりますが、人を殺すことを何とも考えないような朝鮮の癩患者を引受けなければならぬという危険千万な状態にありまして、患者の安寧秩序が乱され、また職員も毎日戦々兢々としてこれらの対策に悩んでおるような状態でございます」と説明を締めくくった[11]。

　この発言は、光田の朝鮮人への差別感を露呈するもので、この前年の1949（昭和24）年にはすでに、光田が園長を務める長島愛生園が懲戒検束規定を朝鮮人に適用することの可否について厚生省に照会していた。この照会を受けて、厚生省医務局長は同1949年3月1日に、すべての国立療養所長宛に「朝鮮人患者の取扱いについて」を通知し、「日本に居住する朝鮮人については日本人と全く同様の取扱をなすべきが当然であつて懲戒検束規程の適用も差支ない」との判断を伝えている。

　翌年の1950年2月24日には、厚生省医務局長・公衆衛生局長が、医務出張所

長と各ハンセン病療養所長に対し、法務府(現法務省)と最高検察庁の見解として、「癩予防法」の懲戒検束規定は憲法違反ではなく「公共の福祉のため、已むを得ない措置であつて、憲法その他の法令に違反するものではない」という結論を通知している。この通知が下支えになって、三園長が懲戒検束規定の強化を主張できたというわけである。

　さらに光田は、1951 (昭和26)年 5 月18日に開催された、朝鮮半島からの密入国問題を議題とする第10回国会衆議院行政監察特別委員会に証人として出席した。ここでも朝鮮半島から大勢のハンセン病患者が日本に密入国していると警告、その数を700人と推定したうえで、現状ではそうした密入国患者への取締りが不十分であると訴えた[12]。

　光田は、この証言以前に「国際癩対策意見」を厚生省に提出している。ここで、光田は、フィリピンやハワイで採用された軽快者の退所について強く反対して「絶対隔離の方針を確立すべき」と強調し、感染児の増加を防ぐうえで断種の実施が「最善の方策」と断じるとともに、新たな問題を付け加えている。それが、これまで国会で発言・証言してきた朝鮮半島からのハンセン病患者の密入国問題であった。

　光田は「最近に於ける日本の癩問題に就て特に影響のあるのは韓国癩の問題である」と述べ、詳細に論じたうえで、「韓国癩の将来に対する方策の樹立と実施は急を要する問題である」と結んでいる。朝鮮から密入国したハンセン病患者を強制隔離し、更生園(1960年に国立小鹿島病院に改称)の復旧を待って強制送還するというのが光田の考えであった。

　また、1951 (昭和26)年10月 9 日、橋本龍伍厚生大臣のもとで改正された「国立療養所入所規程」では、「療養所における療養の必要がなくなったとき」は療養所長は患者に退所を命じることができると書かれながら、その対象から「らいを除く」と但し書きされていた[13]。結核患者などについては治癒すれば療養所からの退所を認めながら、ハンセン病患者にはそれを認めないというのが、この時点での厚生省の基本方針となっていたのである。現実には「軽快退所」がおこなわれているが、厚生省の主眼はあくまで「終生隔離」に置かれていたので

あり、公的に「軽快退所」を認めたわけではなかった[14]。

自治会運動への敵意が隔離政策維持に拍車——三園長証言

こうした背景のもとで、1951（昭和26）年11月8日、第12回国会参議院厚生委員会において、いわゆる「三園長証言」がおこなわれた。参考人として招かれたのは長島愛生園長光田健輔、菊池恵楓園長宮崎松記、多磨全生園長林芳信らである。彼らは「癩予防法」の改正についての意見を述べたのであるが、そこで異口同音に隔離政策の継続と懲戒検束規定の強化を求めている。特に、光田と宮崎は隔離への強制力を強めることを求め、さらに、光田は、ハンセン病患者と家族への断種の必要にも言及し、ここでも、朝鮮半島から大勢のハンセン病患者が日本に流入するであろうという持論を展開して、警告している。

それだけではない。光田と宮崎は療養所における入所者の自治会運動にも激しい敵意を露わにしている。患者運動に譲歩しないという強い対抗意識が、かれらの隔離政策維持論に拍車をかけていた[15]。懲戒検束規定を強化して、入所者の運動を抑圧しようというのである。光田がその証言を次のように結んでいることからも、それは明らかであろう。

　「今度は刑務所もできたのでありますから、逃走罪というような罰則が一つほしいのであります。これは一人を防いで多数の逃走者を改心させるというようなことになるのですから、それができぬものでしょうか。」「もう少し法を改正して逃走の防止ということにしなければ、不心得な分子が院内の治安を乱しますから、十分法の改正すべきところはして頂きたいと、以上でございます。」[16]

吉田首相の絶対隔離「合憲」答弁

この三園長証言を踏まえて、政府も、絶対隔離政策は日本国憲法に反しないと強弁している。証言の翌年の1952（昭和27）年11月13日、第15回国会で、日本社会党の長谷川保は、第4次吉田茂内閣に対し、全癩患協の要望に沿って、

「癩予防と治療に関する質問主意書」を提出する。冒頭、長谷川は、「癩予防法は、その精神において人権を無視したきわめて非民主的なものと考えられ、且つ、現下の癩行政に適合しない法律として、多くの疑義がある」と指摘し、法律そのものの違憲性、強制収容や懲戒検束規定の是非、治癒した患者の退所規定がないことの理由などについて質し、政府に「癩予防法」改正の意図の有無を問うた。

　これに対し、11月21日、首相の吉田茂が衆議院に提出した答弁書には、「癩予防法は、憲法に抵触するとは考えない」、「患者をその意思に反して療養所に収容することは可能である」、「癩療養所は、一つの特殊な社会集団であつて、この集団の中において秩序を乱すものに対しては、集団からの退去を求めることが、秩序維持のために通常とられる措置であるが、癩及び癩療養所の特殊性から癩患者を癩療養所から退去させることは、公共の福祉の観点から適当ではないと認められるので、国立療養所の長に療養所の秩序を維持するための懲戒検束の職権を与えることが必要である」、「現在のところ改正法案を提案する予定はない」などと記されていた。長谷川の質問と対決する姿勢を示した[17]。

　さらに、厚生大臣の山縣勝見から11月20日に閣議に提出された答弁書案には「癩予防法は、憲法に抵触するとは考えない」と明言され、強制収容・懲戒検束規定についても肯定し、「現行法については、新憲法施行後においてもこれに抵触するとは認められなかったので改正を行わなかった」、「現在のところ改正法案を提案する予定はないが、今後とも慎重に検討致したい」と、当面、法改正の意思がない旨が表明されている[18]。

　もっとも、軽快退所規定については、「患者が治ゆした場合において、退所の措置が取られるのは、当然のこととして規定せられていない」と弁明している。このような答弁をする以上、政府は「軽快退所」を認める意思であったということになる。

全患協による予防法改正闘争と「らい予防法」の制定

　米国では、1951（昭和26）年から、ハンセン病の症状の改善した者は順次退

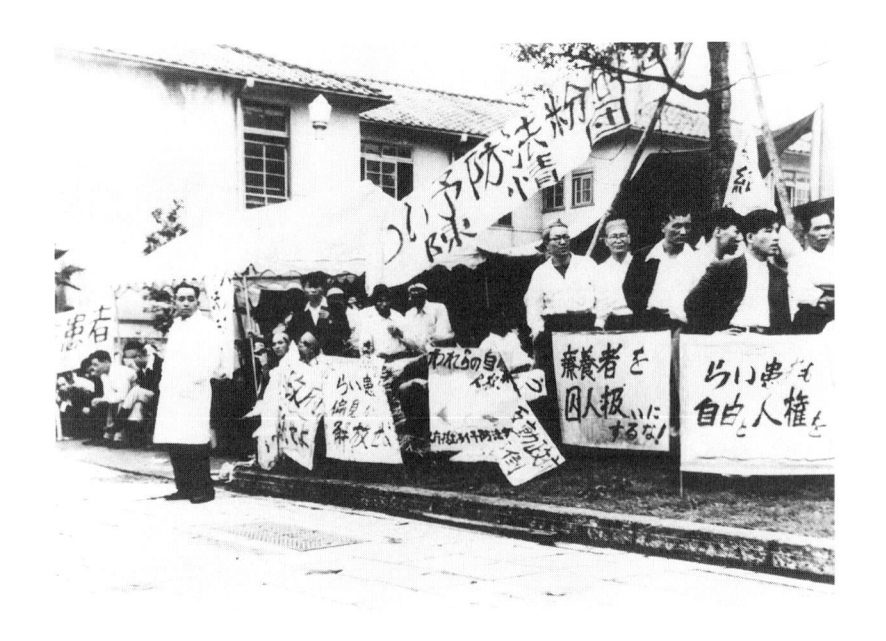

参議院裏の座り込み　1953（昭和28）年
戦後、日本国憲法と化学療法を手にした入所者は、療養生活の改善や
治る時代に見合った法の改正を求めて行動に立ち上がった。1952（昭和
27）～1953（昭和28）年にかけて行われた、「らい予防法闘争」では、デ
モや座り込み、患者作業の放棄やハンストなどが行われた。

院させる方向になった。日本においても無菌者が多数続出し、病状の改善がみ
られた。療養所の門が開かれると入所者は期待していた。

　1951（昭和26）年に設立された国立療養所の患者自治会である全国国立癩療
養所患者協議会（全癩患協、1953年に全患協に改称）は、発足直後は書面会合の形
式で議論を重ねていたが、1952（昭和27）年5月に、多磨全生園において初の
支部長会議を開催した。この会議では、「癩予防法」の改正が目指されることに
なった。改正上の主たる論点は、予防法を保護法的な性格を持つものとする、
入所患者の生活保護金を定める、懲戒検束規程を廃止する、強制収容条項を削
除する、退院・一時帰省を盛り込む、秘密保持を徹底する、などであった。こ

のような全癩患協の予防法改正運動に協力したのが、社会党左派代議士の長谷川保であった。長谷川は全癩患協の要求事項を受けて「ハンゼン氏病法(草案)」を作成し、議員提出による法改正を目指した[19]。

　この動きに対抗するため、厚生省は政府提出による法改正準備を急いだ。その内容は、療養所内で医療と福祉を行うことを明記したものの、都道府県知事による強制入所や外出制限などを設けるなど、旧法以上に厳しい隔離原則を持つものであった。1953 (昭和28)年 3 月14日に法案が提出されると、全癩患協は「らい予防法闘争」と呼ばれる激しい反対闘争を展開した。しかし、法案は、内閣解散(「バカヤロウ解散」)によって審議されることなく廃案になった[20]。

改正案に執着をみせる政府

　1953 (昭和28)年 6 月30日、厚生省は、再度、政府案(「癩予防法改正案」)を特別国会に提出した。翌 7 月 2 日に開催の第16回国会衆議院厚生委員会における山縣勝見厚生大臣の趣旨説明は、概要、次のようなものであった[21]。

　「今日、癩を予防しますためには、患者の、隔離以外にその方法がないのでありまして、この見地から、本法案においては、その第 6 条において患者の国立療養所への入所措置を規定しておりますが、この場合において、患者の療養所への入所後におきまする長期の療養生活、緩慢な癩の伝染力等を考慮いたし、まず勧奨により本人の納得を得て療養所へ入所させることを原則といたし、これによつて目的を達しがたい場合に入所を命じ、あるいは直接入所させる等の措置が特例的にとられることと相なつておるのであります。」

　「療養所に入所いたしておりまする患者は、癩予防の見地から、法令により出頭を要する場合及び所長が許可した場合を除きましては、当該療養所から外出してはならないことといたしております。さらに、……社会から隔離されております入所患者でありますので、その者が、当該国立療養所内の秩序を乱しました場合、これについて一般の施設におけると同じく退

所の処分を行うことができません
ので、所長が秩序維持の手段
といたしまして、戒告または謹
慎の処分を行い得ることといた
しております。」

「次に患者及びその家族の福祉を
はかり、あわせて、これによつ
て癩予防対策の円滑な推進をは
かりますために、患者及び家族
の福祉措置についての規定を設
けておるのであります。すなわ
ち、入所患者について、国は、
患者が義務教育もしくは高等普
通教育または更生指導を受ける
ために必要な措置を講じ、患者
家族につきましては、療養所長
がその福祉のため必要なる援助
をし、あるいは未感染児童につ
きまして必要な福祉の方途を講
ずる等福祉に関する規定を設け
ておるのであります。」

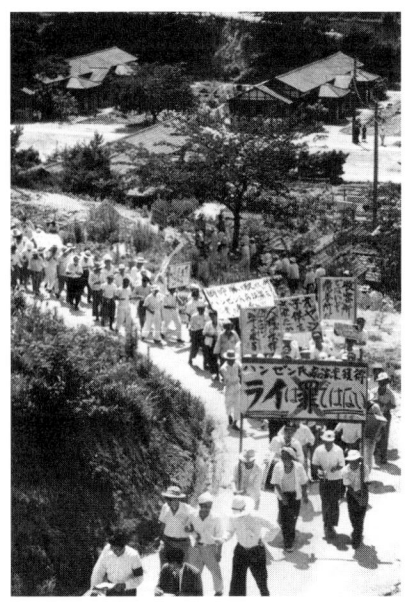

園内のデモ行進
長島愛生園　　1953（昭和28）年
「らい予防法」改正当時、治る時代にふ
さわしい法改正を訴えて行われた園内
のデモ行進の様子。

　三園長証言を踏まえ、国際動向を無視して隔離政策をむしろ強化した内容と
なっており、退所規定もなかった。これに対しては、たとえば、前述の長谷川
保 議員からは、次のような疑問が示された。

　「全国の癩患者諸君、前国会に提案せられました法案に対しまして、非常
な反対の意思を表明せられ、今日全国におきまして、作業放棄、あるいは

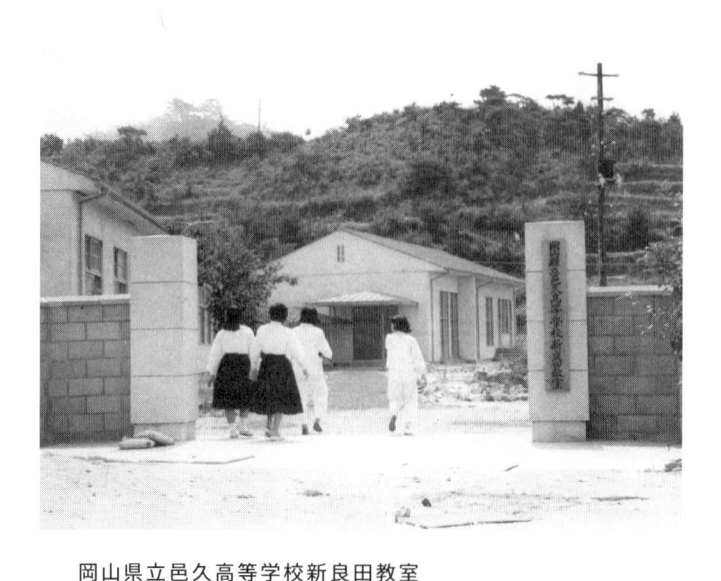

岡山県立邑久高等学校新良田教室
長島愛生園　　1955（昭和30）年か
入所者が通うことのできた唯一の高校。1953（昭和28）年
の「らい予防法闘争」の成果として、1955年、長島愛生園
に設置された。卒業生は307名、その約7割の225名が社
会復帰した。

ハンスト等をせられまして、大きな騒ぎとなつておりますことはきわめて
遺憾に思う次第であります。しかしながら……一般社会より強制隔離され
る以上は、その大きな精神的あるいは物資的損害に対しましては、度を過
ぎると思われるほど十分なる福祉的対策を患者諸君にするということなく
いたしましては、この基本的人権でおりますところの一般社会に住む自由、
職業の自由あるいはその他の社会的政治的自由を侵害することを正当づけ
ることはできないのであります。そういう意味において、この癩予防法の
今回の改正案の根本の精神というものがやはり患者諸君の言うがごとく、
依然として取締り予防法的なものに重点が置かれております。」[22]

しかし、このような疑問については、

> 「現行癩予防法は非常に表現が簡単でございます。また患者の福祉という面につきましても法文上の規定があまり盛られておりませんので、私どもは患者の福祉ということを考え、かつ癩が伝染性疾患であるという観点に立ちまして今回の法律原案を作成いたしたのでございまして、その表現を現行法よりもさらに詳細にし、また患者の福祉という面につきまして、国立療養所の中におきます患者の福祉あるいは残されました家族の福祉という面も考えまして、それぞれの規定を原案に盛り込んだわけでございます。」[23]

というのが国の答弁であった。

厳しさを増した懲戒検束規定

　所長の懲戒検束規定も、「癩予防法」においては、懲戒の内容が、①最高で30日以内（2カ月まで延長可能）の監禁、②7日以内2分の1までの減食、③30日以内の謹慎、④譴責、とされていたのが、改正法案では、①30日以内の謹慎、②戒告、に改められたものの、維持された。

　新たに、「外出の制限」違反の罪が規定され、①制限に違反して国立療養所から外出した者、②国立療養所から外出して、正当な理由がなく、許可の期間内に帰所しなかった者、③国立療養所から外出して、正当な理由がなく、通常帰所すべき時間内に帰所しなかつた者は、拘留又は科料に処することとされた。

　退所規定が設けられなかった理由についても、次のように答弁されている。

> 「疾病の性質上、予防方法が患者を隔離するという以外に、現在のところまだ発見されておりませんので、私どもはこの癩という疾病を予防いたしまして、公共の福祉をはかるというためにはやはり患者を隔離するということが、ただ一つの方法であるというふうに考えるのでございます。」「現

在のところ[事実上入所の必要がない程度にまで治癒をした者の―引用者]数が非常に少い、また感染の危険性というものは相対的なものであるというふうに私ども考えますので、現在入つております患者につきまして、所長が必要と認めます場合には、十分の措置を講じて外出できるというふうにいたしております。また数はわずかずつではございますが、軽快して社会に復帰し得る者もできて来ておりますので、そういう面について、先ほど申し上げましたように、更生指導のための措置を講ずるというふうにして現段階を進んで行きたいと考えておるわけであります。」[24]

1953（昭和28）年8月6日、政府案は、社会党議員の反対はあったものの、参議院本会議において賛成多数で原案通り可決成立した。名称も「らい予防法」に改められた。「らい予防法」は8月15日に、昭和28年法律第214号として公布され、同日施行された。

法制定直後の1953年9月には、一連の通知、すなわち、国立療養所長宛厚生事務次官通知「らい予防法の施行について」（外出規制、秩序の維持）、医務局長通知「らい予防法の運用について」（外出許可に当たって必要な措置など）、知事宛の次官通知「らい予防法の施行について」（入所の説得・勧奨など）が出されている。

このうちの次官通知をみると、秩序の維持についても、入所者が当然に守るべき事項を「患者療養心得」において定め、飲酒、風紀をみだすような言動などの禁止、物品の持ち込み、持ち出し、文書、図画などの配布、回覧、掲出の制限などのほか、私生活にわたる事項も事細かに規制している。1955（昭和30）年制定の「庁舎管理規定」なども同様で、自治会運動などの規制が強く意識されている。

その後、権利運動に対する国側の対応はハード（厳格）からソフト（柔軟）へ転換するが、この転機を象徴したのが、1957（昭和32）年の光田健輔の園長退職であった[25]。

まとめ

　敗戦に伴って、日本国憲法の施行などをはじめとして、大きな変化が日本の政治、経済、社会に生まれることになった。ハンセン病についても、プロミンの園内投与が開始され、ハンセン病は「治る病気」になった。強制隔離政策を維持し続けることは困難となった。しかし、国はむしろ強制隔離を強化し、患者らの権利運動についても抑圧を図った。光田健輔らの影響が大きかった。

第２章　戦後の「無らい県運動」──「らい予防法」成立まで

通牒「無癩方策実施に関する件」

　1947（昭和22）年５月27日、菊池恵楓園長の宮崎松記は「癩の調査収容に関する意見」を記し、「我国の癩浸潤の現状は恰も古畳のようなもので、たたけばたたく程埃が出る」とし、戦後も「無癩県運動」を継続することを主張した。「申告を受けたる当局は直ちに保健所又は療養所と連絡し、技官を派遣して患家を訪問検診の上、癩と確認した場合はこれを台帳に登載して収容の手続をとる」ことや、日本MTL（Mission to Leprosy）などの民間の「救癩団体」と協力し、宣伝・啓発・患者収容を進めることなども国に求めた。

　「無癩県運動」の継続を主張したのは宮崎だけではなかった。同年11月７日、厚生省予防局長は各都道府県知事宛て通牒「無癩方策実施に関する件」を発した。

　通牒に付された「無癩方策実施要項」では、「形式的に流れぬ様強力且徹底的に実施し真に無癩国たらしめる様留意する」とし、「第一次実施事項」として、療養所からの脱走・帰郷を防止するための療養所の管理強化、帰郷者の療養所への復帰、既知未収容患者の「感染の危険の大きいもの」からの順次入所、既知未収容患者とその家族への隔離・消毒の厳重な実施を、そして、「第二次実施事項」として、各療養所の定員以上の収容とその病床の増加をあげ、そのため

に保健所と療養所の「緊密なる連絡」の必要を求めた。戦後も「無らい県運動」を継続することを厚生省が宣言したのである。

同年12月には、栗生楽泉園がある群馬県草津町長霜田善造が、楽泉園長玉村孝三に対し、一通の「陳情書」を提出している。そこで霜田は、草津町は温泉場であり、「癩患者が街上を歩いて居るといふが如き状況は町の盛衰に如何なる影響をもたらすか」と訴えている。

大阪市衛生部予防課が1948（昭和23）年に作成した『癩予防の栞』というパンフレットのなかで、これを執筆した多磨全生園医官の田尻敢は、「戦後の新日本の第一の文化運動として、無癩日本の樹立を目標とする事を提唱」するとし、「多くは治療によつて病気［ハンセン病─引用者］は軽快はするが全治は困難である。これがため癩の対策としては、癩患者を全く療養所に収容する事が最も重要な処置であ」って、これが「対策の唯一のものであつてこれ以外にはない」と断言した。このパンフレットに「序言」を寄せた長島愛生園長光田健輔は、大阪府が「全国から寄せ来る癩潜伏者、南鮮、沖縄から寄せ来るであろう癩波」への「防波堤」となることを求めた[26]。

「らい事業」の実施と「無らい県運動」

強制収容の強化、「無らい県運動」の強化が叫ばれる一方で、現実の問題として、「軽快退所」の必要性が浮上していた。一見すると矛盾するようにも受けとめられる強制収容・「無らい県運動」の強化と「軽快退所」の現実化であるが、この点について、1949（昭和24）年6月24日〜26日に開催された癩療養所所長会議において、厚生省国立療養所課長の尾村偉久が「根絶を常に頭におけ。運営の重点は収容を徹底するにあり」と述べているように、厚生省の方針は、あくまでも隔離を強化するものでしかなかった。軽快者の仮退所はその大枠の下での従的な措置にとどまった。

しかし、これを大きな方針転換と受け取った療養所所長の間からは猛反発が起こった。光田健輔は、「軽快退所」について「生兵法大けがのもと」と反論し、遺言だとして「軽快者だとて出してはいけない」と力説した。結局、この場で

は、「軽快退所」は棚上げにされ、「無らい県運動」の強化のみが合意された。

　厚生省は1950（昭和25）年度から国立療養所の病床を2,000床増加させることとし、4月22日、公衆衛生局長は各都道府県知事宛てに「昭和二十五年度らい予防事業について」の通牒を発して、隔離の強化を指示した。この2,000床の増床計画を受けて、この1950年に、1940（昭和15）年以来途絶えていた「『らい』一斉検診」が実施された。

　大阪府衛生部は、警察と市区町村を動員して7月から9月末日の期間、「らい容疑者」および「浮浪らい患者」の発見と「らい患者の所在調査」を実施することとし、その旨を国家地方警察大阪管区本部長、大阪市警視総監代理に通達することを起案している[27]。

　公衆衛生局長は、1951（昭和26）年4月24日に、国立療養所の1,000床増床計画を前提に、各都道府県知事宛てに通牒「昭和二十六年度らい予防事業について」を発し、「未収容患者の収容に重点をおき、らい予防事業を強力且つ徹底的に推進する」ために、各都道府県の事業計画の報告を求めた。

　1952（昭和27）年4月24日にも、国立療養所の1,500床増床計画を前提に、各都道府県知事に宛て「昭和二十七年度らい予防事業について」を通牒し、「登録未収容患者の完全収容」を目標に掲げるに至っている[28]。

　こうした「らい事業」の実施を背景に、愛知県では「無らい県運動」についての記述もある愛知県衛生部編『癩の話』（1950年）などが編まれている。これによると、第1期計画は1947（昭和22）年10月から1948（昭和23）年3月まで、第2期計画は1948年4月から1950（昭和25）年3月までとし、第1期は患者の調査と「無らい県運動」の趣旨徹底、第2期は啓発・宣伝、患者の隔離収容、検診、患者・家族の生活援護、患者慰問などをおこなったとされている。

　第1期の調査では未収容患者数305人、被収容患者数57人、死亡者数57人、行方不明者数77人という結果が出ている。「無らい県運動」の標的は未収容患者305名ということになるが、県当局は地方別に隔離収容を進め、すでに尾張地方の大部分の隔離は完了し、140人が療養所に収容されていた。

戦後「無らい県運動」の多様な担い手

　戦後の「無らい県運動」は、戦前の「無癩県運動」にも増して広範な担い手によって展開された。1938（昭和13）年１月11日に内務省から分離される形で発足した厚生省の衛生局(その後、名称を公衆衛生局に変更)は戦後も「癩予防法」および「らい予防法」の施行に当たった。ただし、都道府県での実施機関は、戦後の警察改革に伴って、警察の衛生部から都道府県の衛生部に移された。そして、1947（昭和22）年９月５日の保健所法改正により、新たに自治体保健所として再発足した都道府県保健所が衛生部の指示の下で患者の強制隔離などに当たった。

　しかし、厚生省衛生局⇨都道府県衛生部⇨都道府県保健所というライン(系統)だけで全患者隔離を達成しうるかとなると、それは不可能に近かった。敗戦後の混乱のなかでむしろ増加した「在宅患者」や「放浪患者」に対応するためには、戦前以上に民間の協力を得ることが不可欠となった。そのため、地域住民が動員され、自治体のほか、宗教団体もこの活動に積極的に加わった。

　日本MTL（Mission to Leprosy）は、キリスト教の「博愛」精神の実践者として「貧民街の聖者」と称えられた賀川豊彦を中心に患者・家族を支援するキリスト教団体として1925（大正14）年に設立された。日本MTLは、国の強制隔離政策を是とし、「皇恩」を強調して啓発活動を行い、1942（昭和17）年に名称を「日本救癩協会」と改めた。戦後も活動を続け、「第２次無らい県運動」(戦前の運動に対して、戦後の運動は「第２次」と呼ばれる)にも積極的に参加した。

　仏教界においてもそれは同様であった。内務大臣からの協力要請を受け、「癩に関する啓蒙根絶的施設促進、患者の救護、家族の慰問等を完備するため」として1931（昭和６）年に「光明会」を設立し、戦中「無癩県運動」に加わった真宗大谷派は、戦後も自己批判するどころか、むしろ活動をより強めた。「第２次無らい県運動」においても重要な役割を果たした。「光明会」の相談役には、宗派外から「癩予防協会」の会長の渋沢栄一、宮内庁書記官などを務めた白根松介、侍従などを務めた木下道雄、内務次官などを務めた赤木朝治、内務

省衛生局予防課長などを務めた高野六郎、そして光田健輔が就任した。この顔ぶれは、宗教者に対する国家の側の期待の強さを示すものでもあった[29]。

矛盾を包摂し巨大化した戦後の「無らい県運動」

「癩予防法」による強制隔離政策は、戦後に入ると、日本国憲法の制定と治療薬の出現という大きな環境の変化のなかで、法治主義の面でも、科学主義の面でも、人権擁護の面でも戦前以上に大きな矛盾を内包することになった。ハンセン病患者の自治組織による全国癩療養所患者協議会（全癩患協）との矛盾は、戦後ならではの矛盾であった。

戦後、日本国憲法で、基本的人権の尊重がうたわれたことを受けて、入所者の患者運動については「権利運動」という性格が前面に押し出されることになった。戦前の「救癩」思想などに見られる「保護の客体」論は否定され、「権利の主体」論が共通の基盤とされた。そして、それは、戦後のハンセン病強制隔離政策とそれを下支えした「無らい県運動」に見られる「患者保護のための強制収容」（パターナリズム）という人権擁護の「装い」と激しく衝突することになった。戦前はまだしも、日本国憲法下の戦後では受け入れられないというのが全癩患協らの立場であった。そして、この疑似「人権論」の矛盾は「無らい県運動」の展開の中で増幅し、高まっていくことになった。

他方で、「無らい県運動」の内部で深刻な矛盾が生じたが、対立のために運動の規模が戦前のそれに比べて小さなものになったかというと、そうはならなかった。むしろ、全患者収容の実現に結びつくぐらい、運動の規模は大きなものとなった。運動の裾野もより広がった。むしろこの矛盾が多くの人々を「無らい県運動」に参加することを可能にし、促進したのであった。

「無らい県運動」は、法治主義、科学主義、人権擁護の諸価値を疑似的に遵守する形で存在した。一方でそこから逸脱して「無らい県運動」を展開しようとした人々もいたが、両者はともに「無らい県運動」の担い手であり、「車の両輪」であった。

なかでも大きな役割を果たしたのは、法治主義、科学主義、人権擁護から逸

脱して展開しようとした人々であった。この逸脱は全患者収容に大きな効果を
直截（ちょくせつ）に示したからある。しかし、それでは戦前と変わらない。この逸脱につい
ても「新しい装い」が施されたという点に戦後の「無らい県運動」の新規性が認め
られた。たとえば、「住民自治」による「自主的で合法な」言動だという、いわば
「民主主義的な装い」がそれであった。この「民主主義的な装い」の下で科学主義
は反「科学主義」に、人権擁護は反「人権擁護」に変質し、憲法違反の色彩をます
ます強めた。

　しかし、「らい予防法」からの逸脱だけでは、全患者収容にいくら効果があっ
ても、運動の担い手は限られ、先細りするだけだった。逸脱について批判に回
る人々も少なくなかった。患者・家族の強い反発を招き、強制隔離政策の根幹
を揺るがしかねなかった。日本国憲法との乖離（かいり）はますます埋めがたいものとな
る。それを避けるためには、「無らい県運動」に、法治主義、科学主義、人権擁
護を彩るということが必要であった。疑似的ではあっても、「らい予防法」の立
脚する「法治主義」、「科学主義」、「人権擁護」を「無らい県運動」においても遵守
する人々が必要であった。このように「法治主義」、「科学主義」、「人権擁護」を
より前面に打ち出したという点も戦後の「無らい県運動」の新規性であった（詳
しくは「第3部　3つの差別事象から考える差別と偏見の所在」の黒髪校（くろかみこう）事件を参照）。

　遵守派が果たした役割はそれだけではなかった。より重要なことは、「全
（癩）患協運動」に対峙（たいじ）することにあった。人々をして「全（癩）患者運動」を擁護
する側につくよりも「無らい県運動」を支持し、参加する側に回ることに力を発
揮したという点にあった。

一家心中事件

　「無らい県運動」の渦中（む）にあった1951（昭和26）年1月27日深夜、山梨県
北巨摩郡多麻村（きたこま、たま）で、ハンセン病患者の一家心中事件が発生し、29日の朝、遺体
が発見された。事件を報道した1月30日付の山梨日日新聞（やまなしにちにちしんぶん）によれば、この一家
は、27日、23歳の長男が県立病院でハンセン病と診断され、その日の夕方には
村役場から家中を消毒すると通告されていた。それを苦に、両親と兄弟姉妹合

わせて一家 9 人が青酸カリにより服毒自殺した。父親が社会に宛てた遺書には、「国家は社会はそうした悲しみに泣く家庭を守る道は無いでせうか」と書かれてあった。

　この事件は、全癩患協に大きな衝撃を与えた。1 月31日、全癩患協は、代表渡辺清二郎の名で、衆参両院の厚生委員会に対し、「山梨県北巨摩郡多麻村の癩家族一家心中事件の実際調査についての陳情書」を提出し、「悲しみと絶望のどん底につき落とされて居ります」という悲痛な心境を訴えた。渡辺は、山梨県衛生課、多麻村衛生関係者、韮崎保健所関係者の「癩患者に対しての処置が適切ではなかつた」ことを指摘し、特に、一家心中の翌日に保健所が「同家に対し大々的な消毒を行う予定であつた事」をあげ、「心なき衛生関係者の不注意と不誠実を如実に物語つて居りまして」、こうした行為は「山梨県に於てのみではなく、各県にて私達入園者の家族の受けた幾十の例が判然と物語つて居ります」と、自宅への消毒の通告が一家心中の引き金ではなかったかと強い抗議の意思を表明した。

　さらに、2 月に入り、渡辺は各県衛生部、衆参両院厚生委員、厚生省に対し、「癩患者の家族検診及患者発生の際のその取扱いに就ての陳情書」を提出し、患者家族への「検診の絶対反対」や「患者が癩であることの秘密保持」、「患家の消毒を秘密裡に行う事」などを求めていった。これに対し、療養所側は異なる反応を示した。現地に赴き、山梨県衛生部、韮崎保健所、多麻村役場、患家の主治医、患家周辺の村民、山梨日日新聞社などで真相の調査を行った多磨全生園庶務係中村四郎と全国癩療養所職員組合協議会（全癩協）事務局員井上務は、2 月 5 日、「山梨県下北巨摩郡多麻村に於ける癩家一家心中の実態調査報告」を多磨全生園長林芳信と全癩協議長に提出している。

　報告書の結論は、一家心中に至った背景には、ハンセン病に関する父親と周囲の村民の無知・無理解があるとはいえ、基本的には一家の内部事情が直接の原因であるというものであった。「無らい県運動」のもとでの患者の摘発、そして徹底的な消毒、こうした実態が、ハンセン病への恐怖感を住民に植え付け、患家を絶望の淵へ追い込んだという認識はない[30]。

　2 月 4 日付の朝日新聞夕刊も、「ライ病が伝染病であり、病人を隔離し十分に消毒さえしたら伝染の怖れはないことを、村民の全部が知っていたならば、こんな悲劇は起こらなくても済んだはずである」と論評した。この記事にも、隔離と消毒の徹底を求めて「無らい県運動」を推進する論理が一貫している。ハンセン病への恐怖がこのような悲劇を生み出したという理解は欠如している。これに対し、2 月23日付の毎日新聞では、松丘保養園の患者総代の鎌田誠の投書「療養所の窓から」が掲載された。ここで、鎌田は、事件を「事務的に取扱った村役場、保健所の処置に対する死の抗議」とみなし、「今後新発生せる患者が早期治療によって軽快全治し社会の一員として任務を果たすことが出来ますなら、私達の喜びはこれ以上のものはありません」と訴えている。鎌田の主張は、事件を教訓として絶対隔離政策の打開を目指すものであった[31]。

　この年、前述した渡辺の陳情書も一因となって、参議院厚生委員会は「癩に関する小委員会」を設置し、10月 5 日に初会合を開き、「癩予防法」の改正に向けて動き出す。山梨の一家心中事件は、法改正問題にも大きな一石を投じたことになる。

　戦後の「無らい県運動」は、入所者らの思いとは反対に、強制隔離を明文化した「らい予防法」の成立へと世論を導いていったのである。

　入所者らによる街頭での、あるいは国会議事堂前などでの「らい予防法」反対闘争に対するマスメディアの論調は「国に対し、取り締まりを求める」といった内容のものであった。

戦後に強化された差別偏見

　1950（昭和25）年頃、厚生省はすべてのハンセン病患者を入所させる方針を打ち立て、これに基づき全患者の収容を前提とした増床を行い、患者を次々と入所させていった。1950年には患者総数のうち入所患者の割合は約75％だったが、1955（昭和30）年には約91％になった。このような患者の徹底した収容やこれに伴う患者の自宅の消毒、「ライ患者用」などと明記された列車を仕立てての患者の輸送などは、ハンセン病が強烈な伝染力を持つ恐ろしい病気であり患

者は隔離されなければならないとの偏見をさらに作出・助長した[32]。

　1953（昭和28）年に制定された「らい予防法」には、伝染させるおそれがある患者の即時強制を含む入所措置（6条）、従業禁止（7条）、汚染場所の消毒（8条）、物件の消毒・廃棄（9条）、療養所からの外出制限（15条）、所内秩序の維持（16条）、使用・接触物件の移動制限（18条）などの規定がある反面、退所の規定がなかった。このような新法の存在が、ハンセン病に対する差別偏見の作出・助長・維持に大きな役割を果たした。同法が存在する以上、人々がハンセン病を強烈な伝染病であると誤解し、ハンセン病患者と接触を持ちたくないと考えるのは、無理からぬところである。法律が存在し続けたことの意味は重大であった。

　1996（平成8）年の法廃止の提案理由の説明のなかで、この点について厚生大臣菅直人（かんなおと）は、「旧来の疾病像（しっぺい）を反映したらい予防法が現に存在し続けたことが、結果としてハンセン病患者、その家族の方々の尊厳を傷付け、多くの苦しみを与えてきたこと」などについて、「誠に遺憾（いかん）とするところであり、行政としても陳謝の念と深い反省の意を表する」と述べている。衆参両厚生委員会も、廃止法の審議の際の附帯（ふたい）決議において、「『らい予防法』の見直しが遅れ、放置されてきたことなどにより、長年にわたりハンセン病患者・家族の方々の尊厳を傷つけ、多くの痛みと苦しみを与えてきたことについて、本案の議決に際し、深く遺憾の意を表するところである」としている。

　ハンセン病療養所の近隣の住民その他、療養所の存在を知る者が、療養所を法律によって患者が隔離されている場所と考え、その入所者が恐ろしい伝染病の危険な伝染源であるとの偏見を抱くのは、療養所を隔離施設と位置づける新法の趣旨からすれば、きわめて自然ななりゆきであった。ハンセン病患者を見たこともなく、ハンセン病のことをまったく知らなかった者が、療養所の存在を知ったとき、そこにどのような偏見が生まれるのかを考えれば、新法によって隔離施設として位置づけられている療養所の存在が偏見を生み出す契機となったことの重大性は明らかである[33]。

まとめ

　戦後、国は、敗戦後の社会の未曽有（み ぞ う）の混乱などもあって、光田健輔（みつだけんすけ）らの主張を受け入れ、国際的な動向に反し、ハンセン病強制隔離政策をむしろ強化した。「無らい県運動」も強化され、多くの住民がこれに加わった。ただ、社会防衛だけでは、この強化を正当化することは困難であった。そこで、「保護のための強制収容」という「装い」が施された。この「装い」は患者運動を孤立させるうえでおおいに役立った。戦後の「無らい県運動」の内部には、社会防衛派と保護派の対立も生じたが、この対立は運動の裾野（すその）を広げることとなった。

第3章　戦後のハンセン病患者・回復者（療養所）の状況 ——「らい予防法」成立まで

「プロミン」の登場と「全癩患協」の結成

　1941（昭和16）年3月から、アメリカのカービル診療所で、プロミン治療が始まった。ハンセン病患者に使用され、劇的な効果をあげることが発表された。これにより、ハンセン病は「治る病気」になった。日本にその有効性が報告されたのは、第二次世界大戦のただ中の1943（昭和18）年頃のことであった。第2部第1章でも触れたように、戦後になって、アメリカからのプロミンの輸入が開始されたが、1946（昭和21）年には東京帝国大学石館守三（いしだてもりぞう）が国内でのプロミン合成に成功し、翌1947（昭和22）年からプロミン治療が開始された。日本でもハンセン病は「治る病気」となった。

　経済力のない入所者にとっては入手が困難であったため、ハンセン病療養所内では1948（昭和23）年頃、「だれにもプロミンを」を目標に「プロミン獲得促進実行委員会」が結成された。この「プロミン獲得運動」は、最終的に国に予算化を認めさせる成果を得た。

　このプロミン獲得運動は、各療養所の患者自治会を組織としてまとめた全国癩療養所患者協議会（ぜんらいかんきょう）（「全癩患協」、後に1953年に全国ハンセン病患者協議会

〔「全患協」〕に改称。現在は全国ハンセン病療養所入所者協議会〔「全療協」〕）の結成に向かわせることになった。星塚敬愛園患者自治会は終戦直後の1946（昭和21）年１月に発足していたが、その第３代自治会長金丸正男の呼びかけで、「５療養所患者連盟」が、本部を星塚に置いて1948（昭和23）年１月に発足した。1951（昭和26）年には、７施設の入所者自治会が集まった「全国癩療養所患者協議会」が誕生し、５カ月後にはさらに３施設の入所者自治会が加わり、当時アメリカの統治下にあった沖縄・奄美の３施設を除く、すべての国立療養所の入所者自治会が加盟した。

　結成間もない「全癩患協」は、「らい予防法」改正案に反対し、1953（昭和28）年６月にハンスト・患者作業ストに入った。「らい予防法」闘争は挫折したものの、患者運動はその後も展開され、多くの成果を勝ち取っていった。

重監房の廃止

　1947（昭和22）年８月28日、重監房の問題は、おりから開会中の第１回国会の衆議院厚生委員会でも取り上げられた。厚生大臣の一松定吉は、実態調査に職員を派遣したことを報告したが、国会でも調査団を派遣することになった。調査に趣いた日本社会党の武藤運十郎衆議院議員は、９月26日の厚生委員会で、重監房をフランス革命時のバスティーユ監獄に例え、その廃止を強く求めた[34]。重監房に対する国会調査の様子はニュース映画でも放映され、多くの人々に衝撃を与えた。もはや重監房を存続することは許されなくなり、重監房は1947年10月に廃止されることとなった。

　しかし、93人の監禁と23人の死に対して、誰ひとり、監禁罪にも殺人罪にも問われなかった。むしろ、厚生省医務局は、重監房問題について、次のような見解を示している。

　　「その実施［重監房への収容─引用者］は悪質なる患者一般に対しては予想外の警告的効果を与え、一時は全国的に懲戒事犯の激減を招来したのであるが、偶々昭和二十一年八月、一部共産党員の背後援助を契機として所謂

　人権蹂躙（じゅうりん）を名とする告発となり（現在まで最高検察庁に繋属（けいぞく）のま、未決定）、国会における質問調査等に発展したので、その後、該施設は廃棄された。本事件のために悪意に基（もとづ）かずして主要職員三名は行政上の処分を受けるにいたった」[35]

　ここにみられるのは、重監房の正当性の主張である。問題化したのは共産党の煽動（せんどう）のせいだとみなしている。23名の死については何も触れられていない。厚生省は、事件の本質を矮小（わいしょう）化した。

「癩刑務所」の開設

　重監房（じゅうかんぼう）の廃止は、刑法に違反したハンセン病患者への処遇をめぐり、大きな衝撃を国に与えた。それまでは、刑法に違反したハンセン病患者は、隔離政策により通常の留置、拘置ができないため、国は事実上放任し、療養所の監禁室や、重罪に該当する場合は重監房に監禁することで対応してきた。しかし、重監房の廃止はその場を奪うことになった。さらに、日本国憲法の施行により、裁判によらず患者を監禁する「癩（らい）予防法」の懲戒検束（ちょうかいけんそく）規定そのものも違憲の疑いが生じていた。

　各療養所で入所者の自治会運動が高まるなか、これまで重監房の存在により入所者の不満を抑圧してきた療養所当局にとり、それに代わるもの、すなわち、ハンセン病患者専用の刑務所を設けることは急務であった。光田健輔（みつだけんすけ）も、「草津（くさつ）カンゴク事件などは司法当局が癩患者で重罪を犯した者の刑務所を建てないから起ったことで、このことは救癩史四十年にわたっての懸案（けんあん）で司法当局の猛省を促したい」と述べ、「癩刑務所」の必要を力説している[36]。

　こうして、「重監房」の後継施設について、法務府（現法務省）と厚生省との間で協議が始まることになった。

　そうしたなかで、1949（昭和24）年 7 月15日に熊本県で巡査らが刺傷される強盗事件が発生した。逮捕された犯人のひとりがハンセン病患者であるという理由で起訴されずに釈放され、検察庁は菊池恵楓園（きくちけいふうえん）に収容を求めた。恵楓園は

この申し出を拒否できず、受け入れた。このことを機に、同月18日、熊本地方検察庁、熊本刑務所、熊本県衛生部と懇談協議会を開催した。協議会では、「検察庁及び刑務所としても癩患者であるが故に法の制裁を免るゝ理由は全くないこと」、「緊急に癩刑務所の設置を要望すべきであるということ」で意見の一致を見た[37]。

　このように、「癩刑務所」の必要性は、現実問題として高まっていった。1950（昭和25）年8月27日の朝日新聞の「天声人語」も、「近ごろ療養所の脱走者や生活に困ったライ患者の犯罪が多くなり、その処置が問題になっている」としたうえで、「ライ患者の犯罪者だけを収容する小さな刑務所の併置も考えられてよさそうだ」として、癩刑務所の設置を求めた。

　このような状況を受け、厚生省と法務府との間で菊池恵楓園の敷地内に「癩刑務所」を設置することが合意され、1951（昭和26）年度の予算化が決定した。1951年1月19日、厚生省と法務府との間で「癩受刑者の矯正保護施設の運営に関する協定」が結ばれるにいたった。

　こうして、1953（昭和28）年3月10日、熊本刑務所菊池医療刑務支所として「癩刑務所」が開庁された。開庁にあたって、「当所に収容するものは等しく犯罪者

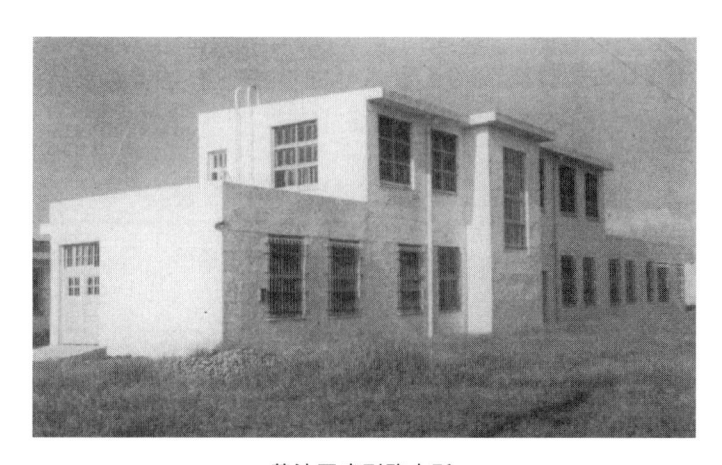

菊池医療刑務支所

であることに変りはないが一面病者であり、而も前途の光明極めて乏しい同情
すべき犯罪者であるから収容者に対しては所内規律に反しない限り、飽く迄仁
愛の精神を傾けて更生意慾の助長を図る」、「病者であるから療養の点では癩療
養所と何等異るところなく療養に専念せしめる」、「軽症患者にして労働に堪え
得るものについては構内に於いて農耕及び花卉栽培その他適当な作業に就かせ
る」という運営方針が示された[38]。

　菊池医療刑務支所の当初の収容定員は55名で、1986（昭和61）年に改築竣工
されてからは10名となる[39]。

　1953年3月といえば、まさに、「癩予防法」が改正されようとしていたときで
ある。同年8月に改正が実現され、「癩予防法」は「らい予防法」と改称された
が、強制収容という隔離の国策は強化されていく。こうしたなか、ハンセン病
患者は刑法に抵触しても療養所内で隔離され続けることになったのである。

「全患者収容」方針に基づく増床

　厚生省は、1950（昭和25）年頃、「全患者」収容の方針を打ち立て、これに基
づき、「全患者」収容を前提とした増床を行い、患者を次々と入所させていっ
た。1949（昭和24）年度から1953（昭和28）年度まで5,500床の増床が実現し、療
養所の収容定員は1万3,500人となった。1953（昭和28）年の調査によると、推
定患者数は約1万3,800人とされたので、この時点でほぼ全患者の収容が可能
となり、増床が終了したことになる。同年8月に、「らい予防法」が制定され
た。

患者作業の返還運動

　「第1部　戦前・戦中のハンセン病問題の歴史」でも述べたように、療養所に
強制隔離された大勢の患者を待っていたものは、「患者作業」という名の強制労
働であった。患者作業は、職員の不足を入所者が補うために1909（明治42）年
の隔離開始の段階から行われていた。入所者には、身体的に可能である限り、
「患者作業」と呼ばれる労働が割り当てられ、職員の人員不足が恒常化していた

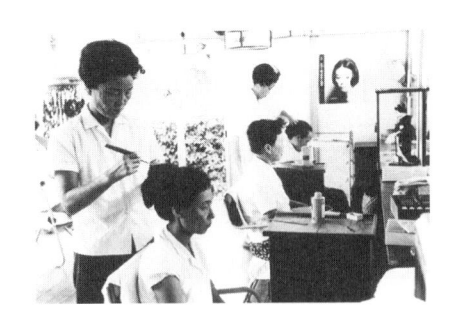

美容室　多磨全生園
1960年代前半【撮影／趙根在】

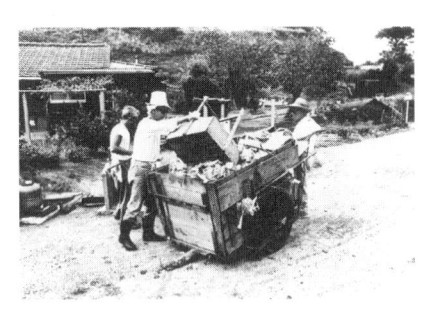

ごみ回収　長島愛生園
1970（昭和45）年【撮影／趙根在】

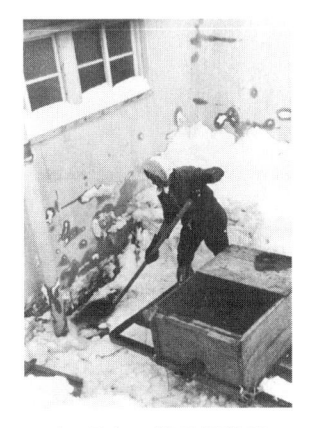

くみ取り　松丘保養園
1966（昭和41）年【撮影／趙根在】

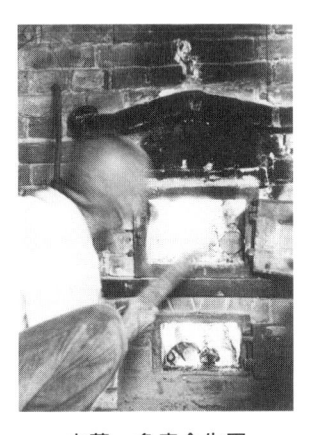

火葬　多磨全生園
1960年代前半【撮影／趙根在】

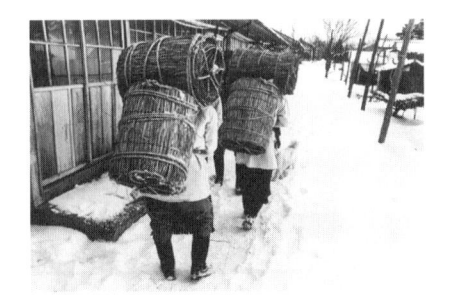

木炭運び　栗生楽泉園
1966（昭和41）年【撮影／趙根在】

当時の療養所の運営を支えていた。戦後になっても、このような状況はなかなか改善されず、療養所の運営は「患者作業」に依存するところが大きかった。表面上は任意であったが、実際は労働を拒否できない現実があった。

　1949（昭和24）年6月に改正された長島愛生園の「入園者作業心得」には、午前9時〜11時半、午後1時〜3時半の労働時間が明記されている。こうした労働については、「作業慰労金」という名目で事実上の作業賃が支払われるが、1950（昭和25）年4月に改定された長島愛生園の「入園者作業心得」をみると、その金額は最高でも月額450円で、多くは200円台から300円台である。当時はようやくインフレが終息しつつあった頃で、巡査の初任給が月額3,991円、タバコのピースが1箱50円、ビールが1本132円であった。病者が不自由な体を酷使して働かされた報酬が、タバコで4〜8箱、ビールなら2〜3本に過ぎなかった。

　「らい予防法」施行時の「患者作業」は実に多種多様で、治療・看護部門から、給食、配食、清掃、理髪、火葬など生活全般に及んだ。なかにはハンセン病患者に行わせることが不適当な重労働も含まれていた。新法施行後には「患者作業」を拒否すれば懲戒処分を科すというような意味での強制性はなくなった。しかし、療養所運営のかなりの部分を「患者作業」に依存していた状況では、「患者作業」の放棄は入所者自身の生活・医療に直結するため、多くの入所者は好むと好まざるとにかかわらず、「やらざるをえない」というのが実情であった[40]。

　全患協は、このような「患者作業」を療養所職員に返上するという、「作業返還」を運動の大きな柱として、ねばり強く活動をつづけた。その結果、特に1970年代から作業返還が進んだ。たとえば、長島愛生園では、1963（昭和38）年に屎尿汲取など7種類の作業が、1972（昭和47）年に看護作業が、1973（昭和48）年に火葬、薬配、雑工など11種類の作業が、1975（昭和50）年に残飯回収、焼却、金工、塵芥集、木工、塗工の6種類の作業の返還が完了するなど、1961（昭和36）年から1980（昭和55）年までに41種類の作業返還が行われた[41]。

　ちなみに、国立療養所大島青松園外科医長などを務めた和泉眞藏は、「『ら

い予防法」違憲国賠訴訟」の証人尋問において、「日本の療養所ほど障害の強い患者というのはありません。で、これは、患者さんに聞いてみると、大部分の所で作業によって病気を悪くしたというふうなことを言われておりますので、所内作業というのが、相当日本の患者さんの症状を悪くしたと思っています。」と証言している[42]。

なぜ、「癩予防法」廃止ではなく改正なのか

治療薬の登場によってハンセン病は「治る病気」となり、第2部第1章でも触れたとおり、1951（昭和26）年から、症状の改善した者は順次退院させるという米国の方針、そして日本においても無菌者が多数続出している状況を受け、ハンセン病療養所入所者は療養所の門が開かれると期待していた。「プロミン獲得運動」をきっかけにして1951年に設立された全癩患協は、発足直後は書面会合の形式で議論を重ねていた。

発足当時の全癩患協のニュースレターには、議長の原田嘉悦（星塚敬愛園自治会長）によって、会の目的が、概要、次のように書かれている。

「使命また目的とするところは、われわれの治療や衣食住に関する諸々の要求や嘆願や請願の形式を持って政府とか国会に申請するばかりでなく、宗教、道徳、文化、教養というようなもっと広い範囲にわたり、病苦と困窮からの解放を意味する、人格の成長を意味する健康で明朗な自由への復帰──それが根本的な目的である。」

これによると、全癩患協の活動は主に2つの柱からなるといえる。ひとつは療養所内の医療環境と生活環境の改善で、もうひとつは社会的な偏見やスティグマ（古代では、奴隷や犯罪者などの体に、それとわかるようにするために「焼き印」を押すことが通例となっていた。焼き印を押される人は、社会的身分が低い人であるとして、人々から劣等視されていた。この焼き印のことをスティグマ〔烙印〕と呼んだ）の除去である。後者のスティグマ除去のための諸活動は、第1に「らい」

から「ハンセン病」への名称変更への働きかけ、第 2 にマスメディアへの働きかけ、第 3 に一般市民への働きかけ、第 4 に「らい予防法」廃止への働きかけ、の 4 つに分けられる[43]。

　全癩患協は、1952（昭和27）年 5 月に、多磨全生園において初の支部長会議を開催した。この会議で、「癩予防法」の改正が目指されることになった。改正上の主たる論点は、予防法を保護法的な性格を持つものとする、入所患者の生活保護金を定める、懲戒検束規定を廃止する、強制収容条項を削除する、退院・一時帰省を盛り込む、秘密保持を徹底する、などであった。法廃止ではなく、法改正が目指されたのは、「癩予防法」が廃止されると国立ハンセン病療養所は根拠法を失い、廃止されることになるのではないか、そうなると、地域住民だけではなく家族からも見捨てられて療養所に送られた我々は生活の場を失い、家族のもとには戻れないために放浪生活を送らざるをえなくなる、こういった恐れを抱く入所者が少なくなかったからである。

　この全癩患協の予防法改正運動に協力したのが社会党左派代議士の長谷川保である。前述したように、長谷川は全患協の要求事項を受けて「ハンゼン氏病法（草案）」を作成し、議員提出による法改正を目指した[44]。

　しかし、第 2 部第 1 章で述べたように、全癩患協の予防法改正運動は、敗北に終わり、「らい予防法案」は1953（昭和28）年 8 月 6 日に開催の第16回国会参議院本会議で賛成多数で可決され、成立した[45]。「衆議院送付案の通り可決すべきもの」と決定した1953年 8 月 1 日開催の参議院厚生委員会では、常岡一郎委員（緑風会）から提出された附帯決議も賛成多数で採決された。附帯決議の内容は、次のようなものであった。

　一、患者の家族の生活援護については、生活保護法とは別建の国の負担による援護制度を定め、昭和二十九年度から実施すること。

　二、国立のらいに関する研究所を設置することについても同様昭和二十九年度から着手すること。

　三、患者並びにその親族に関する秘密の確保に努めると共に、入所患者の自

由権を保護し、文化生活のための福祉施設を整備すること。

四、外出の制限、秩序の維持に関する規定については、適正慎重を期すること。

五、強制診断、強制入所の措置については人権尊重の建前にもとづきその運用に万全の留意をなすこと。

六、入所患者に対する処遇については慰安金、作業慰労金、教養娯楽費、賄 費等につき今後その増額を考慮すること。

七、退所者に対する更生福祉制度を確立し、更生資金支給の途を講ずること。

八、病名の変更については十分検討すること。

九、職員の充実及びその待遇改善につき一段の努力をすること。

　日本国憲法との溝があまりにも大きかったことから、このような附帯決議をつけることによって成立が図られたものである。決議では「以上の事項につき近き将来本法の改正を期すると共に本法施行に当つてはその趣旨の徹底、啓蒙宣伝につき十分努力することを要望する」ともされたが、全癩患協運動への「リップサービス」でしかなかった。政府が説く「新法案」の趣旨は、すでに第２部第１章で紹介したように、「今日、癩を予防しますためには、患者の、隔離以外にその方法がない」こと、「療養所に入所いたしておりまする患者は、癩予防の見地から、法令により出頭を要する場合及び所長が許可した場合を除きましては、当該療養所から外出してはならない」こと、「社会から隔離されておりますが入所患者でありますので、その者が、当該国立療養所内の秩序を乱しました場合、これについて一般の施設におけると同じく退所の処分を行うことができませんので、所長が秩序維持の手段といたしまして、戒告または謹慎の処分を行い得る」こと、などというものであった。この新予防法が廃止されるのも、平成の時代に入ってからで、43年後のことである。

　この「予防法闘争」に対する全患協の総括は、「全患協ニュース」1953年９月１日号に、「主張」と題して掲載されており、次のようなものである。

「吾々は自分たちの力だけで総てが解決するという錯覚にとらわれていなかったか。〈中略〉園内の多くの矛盾を糾し、全療友の真の統一をはかったか、運動の準備と内外への宣伝活動の欠陥はなかったか、吾々はこれらの点について誤りをおかしていたことを率直に認め、これを充分に反省是正し……運動を更に継続前進させてゆかねばなりません。」

　国民・住民、各界の支持が得られなかったことが反省され、運動の継続前進が改めて決意表明されているが、国民・住民らの支持不足はその後も続いた。予防法改正が難しい状況では、附帯決議にみられるような入所者・家族らの処遇改善・生活支援に運動の重点を置かざるをえなくなった。

入所者の管理強化

　「癩予防法」の改正をめぐり入所者の運動が昂揚した1953（昭和28）年には、療養所側が、入所者の不祥事などを理由にして、入所者自治会を通して入所者の管理強化を計るようになる。星塚敬愛園では同年1月に入所者に「保安委員会」を作らせ、「園内の治安維持の任」にあたらせ、「入園者生活心得」を作成している。さらに同園では、園当局と入所者自治会との間で連絡会議を開いて待遇などについての協議をおこなっている。同年3月13日の連絡会議の記録をみると、ワゼクトミー（断種）について、「今後はワゼクトミーは夫婦舎に入る条件としないことにするが、たゞワゼクトミーの必要は認めるから、これからもすゝめる方針」を確認している。それにとどまらず、「若し妊娠した際は手術することは当然である」とし、堕胎を必然化している。連絡会議という形式をとっているが、実質は園の方針を押しつける場に過ぎなかった。堕胎についても、ハンセン病患者には子孫を作らせないという戦前以来の国家の既定方針を自治会側に押しつける結果になっている[46]。

　戦前、園内での結婚が認められるようになったが、夫は男性寮、妻は女性寮で居住という生活は変わらず、夫婦の営みは「通い婚」という形を取らざるをえなかった。この「通い婚」が廃止されるのは戦後になってからのことであった。

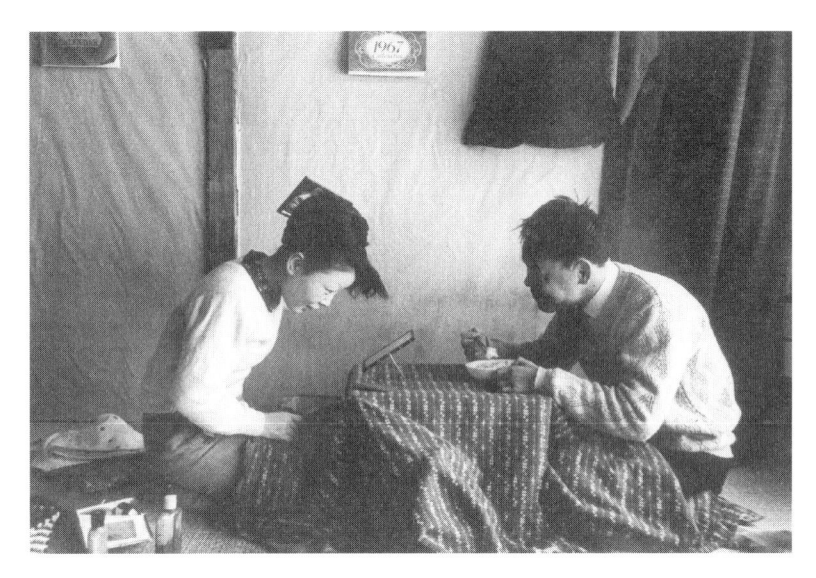

新婚　栗生楽泉園　1967（昭和42）年【撮影／趙根在】

多磨全生園では1947（昭和22）年に廃止され、何組かの夫婦が雑居する「夫婦雑居」に移行することになった[47]。

　夫婦個室化のための施設整備も1950（昭和25）年頃から始められるが、この個室化も、手洗い、洗面所、お勝手の共同使用といったものであった。文字通りの個室化になるのは昭和50年代に入ってからのことであった[48]。

　法改正後の1953年9月16日、厚生事務次官は、各国立ハンセン病療養所長に対し、「らい予防法の施行」と「患者療養心得」を示し、一律に入所者の日常を管理統制していった。10月に入ると、厚生省は全国5カ所で、「らい予防法の施行及び未収容らい患者入所促進地区別連絡会議」を開催するが、その対象には私立療養所の所長と事務長も含まれていた[49]。「らい予防法」のもとでの「未収容らい患者入所促進計画」には、私立療養所も組みこまれていたのである。

まとめ

　ハンセン病問題検証会議は、検証作業の一端として、ハンセン病療養所の入

所者・退所者に対し、対面方式で被害実態調査を実施した。調査結果は、最終報告書の別冊「ハンセン病問題に関する被害実態調査報告書」としてまとめられているが、国立ハンセン病療養所入所者への調査項目は、「第1部」では、「入所前の発病にともなう被害」、「強制入所の現実」、「療養所における治療について」、「教育問題」、「患者作業」、「優生政策」、「外出・懲戒検束・望郷の想い」、「自殺の見聞」、「労務外出」、「退所、再入所」、「家族の問題(家族被害、家族との断絶)」、「今後のことなど」、また、「第2部」では、「発病から収容まで」、「入所時の体験」、「家族の受けた被害」、「治療面での問題」、「療養所内の教育をめぐる問題」、「患者作業について」、「園内結婚と優生政策」、「外出制限について」、「家族・親族との関係」、「懲戒検束について」、「自殺について」、「退所生活の苦労」、「いまも残る偏見差別」など、多岐にわたる。

　これらの調査結果からもうかがわれるように、療養所の生活はきわめて厳しいものであった。この厳しさは入所者をして自治会を結成させ、患者運動を通じた待遇改善へと向かわせた。療養所側も、患者作業を実際に管理し、園内秩序の維持にあたる、そして、入所者の団結(利害調整など)に務める自治会の存在は欠かせないものであった。自治会と園との間に「協力と対峙」という複雑な関係が形成されていた。

第4章　「らい予防法」成立後の政策
──無らい県運動・当事者たちの動向

治療と社会復帰が強調された第6回「国際らい会議」

　「らい予防法」が成立した1953（昭和28）年10月、第6回「国際らい会議」がスペインの首都マドリードで開かれた。第5回までの「国際らい会議」では、治療政策と平行して、患者の隔離が例外的に認められていた。しかし、この第6回会議では、治療薬が発展したことから、感染のおそれのない患者を終生隔離することは認められないとして、各国における法改正が求められた。加えて、治療とともに社会復帰が強調された。

日本からは、東京大学の北村包彦と石館守三、武田製薬の桑田智博が出席している。戦後初めての日本からの参加であり、北村は、翌1954（昭和29）年、第27回日本癩学会において、「第6回国際癩学会に出席して」と題した特別講演を行い、会議の模様を報告している。

この1954年には、インドのラクノーにおいて、「MTL国際らい会議」が開催された。この会議は、英国の「Mission To Lepers」と米国の「Leprosy Missions」という民間団体の共同主催によるもので、民間団体による国際らい会議の開催は、戦後になってから初めてであった。会議では、第6回「国際らい会議」やWHO委員会などの見解を支持し、特別なハンセン病立法を廃止し、一般公衆法規において他の感染症と同様に立法されることが望ましいとされた。社会復帰の項目では、社会および政府は患者の退所後についても継続して責任があることを認識し、援助を行う必要があることが指摘された。

日本からは犀川一夫がオブザーバーとして参加した。犀川は、「筆者は会議後、インド各地で実施されていた『外来治療』の実情を視察し、帰国後、日本でも施設に隔離治療するのではなく、療養所に『外来治療所』を併設し、今後の新発生患者、特に非伝染患者は、社会人として外来通院で治療が受けられるようにすべきであると、上司や厚生省に出張報告に際し、意見を申し述べたが、受け入れられなかった。その主な理由は、『らい予防法』が改正されたばかりの時点で、今直ぐ三度改正することは難しいとのことであった」と述べている[50]。

1956（昭和31）年には、カトリック教会内マルタ騎士修道会が主催する「らい患者救済及び社会復帰に関する国際らい会議」がローマで開催されている。同会議では、各国に差別的な諸法律の撤廃を要請すること、病気に関する偏見や迷信を取り除くために広報宣伝活動を行うこと、早期発見および早期治療のための諸方法の採用を促すことなどのほか、特に入院措置についてはその状態が特別に医薬的および外科的処置を必要とする患者に対してのみ行われるべきであり、かつ、そのような処置を完了したときには入院措置を終わらせなければならない、と決議されている。日本からは浜野規矩雄（藤風協会常務理事）、林芳信（多磨全生園長）、野島泰治（大島青松園長）らが出席し、会議結果を報告し

ている。

　全患協は、このマルタ騎士修道会主催の国際会議の決議は強制隔離政策を否定する根拠になるものだとし、会議出席者に決議紹介を求めた。政府は故意に決議内容を隠しているのではないかとの声が高まり、翌1957（昭和32）年の衆議院社会労働委員会において、会議および決議について審議がなされるにいたった。この決議について問われた厚生省公衆衛生局長の山口正義は、1957年5月17日に開かれた衆議院社会労働委員会において、「できれば一般の社会に溶け込ませて社会復帰をさせるということが一番いいと思うのでございますが、それができないようなときにはやはり特別な施設を作るというようなことが必要ではないかというように考えるわけでございますが、現段階におきましてはまだ特別なコロニーを作るというところまではいっておりません」などと答弁している[51]。

　厚生省は、患者の退院およびその後の社会復帰の問題を十分に認識しつつも将来の課題だと棚上げにしている。国際的動向と厚生省との間に大きな乖離があることは明らかである[52]。

国際的な動向からますます乖離していく日本

　1958（昭和33）年には、第 7 回「国際らい会議」が東京において開催されることになり、総裁・高松宮宣仁親王殿下、会長・北村包彦を筆頭に、主に厚生省と療養所関係者で会議準備委員会が組織された。会議は11月12日から19日まで開催され、最終日に委員会報告が公表された。

　会議において日本代表の厚生省医務局長小沢龍は、「日本の癩療養所における社会事業」と題し、日本は隔離主義を採用し今後も在宅の未収容患者を早期収容することが望まれる旨を報告している。これに対し、委員会報告は、「無差別の強制隔離は時代錯誤であり、廃止されなければならない」と明言した。「ハンセン病に対する誤解に基づく特殊な立法が存在する場合、政府はこの法律を廃止し、公衆衛生法規の一般的方法に組み替える必要性があり、差別行為から患者を法律によって保護する必要がある」とさえ指摘した。社会復帰につ

いても、「結果的に患者を社会の正常な生活に復帰させることに全力が払われなければならず、治癒した患者が分離された集団を形成するよりは、正当な家庭的条件の下で過ごすことが重要であり、患者を友好的に受け入れることは社会の義務である」とさえ断言している。

この会議に参加したインド代表団長は、ハンセン病元患者であった。日本側医師が敬意を表するため握手を求めたが、相手の手指が萎縮していたので、直後にあわてて会場医務室に駆け込み、消毒薬を求める騒動があったといわれている[53]。内外の認識ギャップは大きかった。

東京で行われたこの第7回「国際らい会議」の直後、WHOはおなじく東京で「地域間らい会議」を開催した。東南アジア、地中海東部、西太平洋地域の16カ国から代表が集まり、日本からは厚生省結核予防課長の若松栄一が出席している。この会議では、第7回「国際らい会議」での発表を中心に、近年の医学の進展状況を総括し、疫学的調査、事業の組織化、社会復帰、今後の研究を必要とする地域的問題などについて審議され、決議が行われた[54]。

1959（昭和34）年には第2回「ハンセン病専門委員会」がジュネーブで開催された。1950年代における国際学会などの決議のなかでも第7回「国際らい会議」の決議に注目し、同決議などを踏まえ、新たなハンセン病政策を各国に勧告する内容が審議された。

翌年の1960年には委員会の報告書が発表されている[55]。この報告書ではハンセン病予防の最大の武器は治療にあることが強調され、ハンセン病予防を一般公衆衛生のなかに位置づけることの重要性が指摘され、この原則に合致しない特別な立法は廃止されなければならない、などとされている[56]。

しかし、この東京での「地域間らい会議」の決議を受けて「らい予防法」が見直されるということはなかった。

厚生省による入所促進

厚生省は、「癩予防法」の改正直後、1953（昭和28）年9月16日付で、国立らい療養所長宛て厚生事務次官通知「らい予防法の施行について」、国立らい療養

所長宛て厚生省医務局長通知「らい予防法の運用について」、各都道府県知事宛て厚生事務次官通知「らい予防法の施行について」を相次いで発出し、新法の周知徹底に努めている[57]。

　そして、「癩予防法」の改正から 1 年近くが経過した1954（昭和29）年 6 月、厚生省公衆衛生局は「未収容らい患者の入所促進及びらい患者家族の生活援護等に関する各都道府県らい係職員の講習会」を開催した。これは新法のもとで「無らい県運動」を継続するためのものであった。6 月 1 日、挨拶に立った前結核予防課長 聖 成稔（当時は保健所課長）はさらなる隔離政策の強化が必要であることを力説したが、他方で、「如何なる論議をつくしても納得入所でなければ患者の安定治療が出来ないので強制は不可である」とも述べた[58]。

　これを受けて、1955（昭和30）年 2 月25日、奈良県衛生部予防課の職員は、同県磯城郡の在宅患者に療養所入所を勧誘した際、「この病気についての法律も新らしく出来入所についてはお互いの話し合いで決定する事も望ましいとされて居りますが出来ない場合には法律に基づいて強いてでも入所して頂くやうに成ってゐます」と強制隔離をちらつかせて、自発的に隔離に応じるように説得している[59]。厚生省からは「強制は不可」とされてはいても、法律に強制隔離の条文がある限り、強制隔離は患者への恫喝の手段として機能したといえる。

　大阪府庁所蔵の「情報綴」には、1949 〜 1950年の住民、保健所職員、警察官からのハンセン病患者の存在に関する通報36件がまとめられている。これによれば、「癩予防法」の下だけではなく、改正された「らい予防法」の下でも、住民の密告は継続されていたことがわかる。

　1957（昭和32）年 6 月12日、厚生省公衆衛生局長は、都道府県知事に対し、「昭和三十二年度らい予防事業実施要領について」を通達している。そこでは、「らいも極めて早期に治療を行えば治り得る病気となりつゝある現状」を認め、「軽快退所者の適切な取扱並びに退所者の社会復帰にそなえての一般に対する正しいらいの知識の普及啓発に努め」ることを求めつつ、他方で、「［千余名とされる在宅患者の─引用者］大部分は入所を要すると判定」し、「らいを伝染させるおそれのある在宅患者」の「完全収容を目標」とすることを掲げている[60]。軽

快退所者の社会復帰促進と「無らい県運動」とは、矛盾なく平行して進められていたことがうかがえる。

1959（昭和34）年３月10日付で、厚生省公衆衛生局結核予防課長は、長崎県衛生部長に対し、「らい患者に対する強制収容について」を通達している。強制収容に関する書類の不備を伝えるもので、1959年段階においても強制隔離が実施され、それについて厚生省に報告されていたことがわかる[61]。

外出制限

ハンセン病療養所内の状況であるが、「らい予防法」によって外出制限の規定違反には罰則も科されることになった。運用は徐々に緩やかになっていったが、1964（昭和39）年頃までは、厳格な取扱いも存在した。

熊本簡易裁判所は、1958（昭和33）年３月28日、菊池恵楓園のある入所者を新法第15条第１項の無断外出の罪により科料に処している。これを報じた「全患協ニュース」（同年５月１日発行）によれば、無断外出の期間は約２カ月であり、「昨年秋農繁期に一時帰省し、家事の手伝いをすませて帰園の途中、当時問題になった『脱走患者一斉検束』の網に引っかかった」とのことである。こ

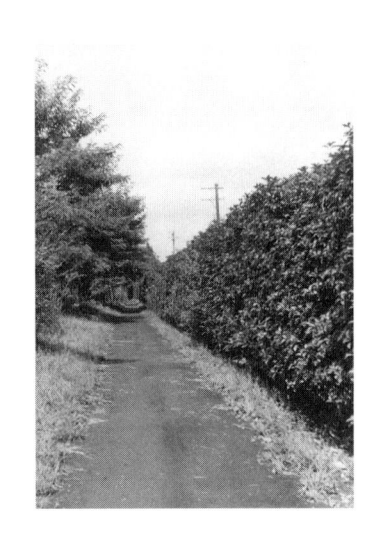

ヒイラギの垣根　多磨全生園　1953年撮影
全生病院（現 多磨全生園）の敷地の外周に、大正末〜昭和初期以降設置された。1960（昭和35）年に低く刈り込んだ頃には、約３mの高さがあった。患者の逃走防止とともに、外からの視界をさえぎる目的があった。

の事件だけがなぜ略式起訴にまで至ったのか、その具体的経緯は明らかでないが、この事件がもたらした抑止的効果には相当なものがあったと推察される[62]。

　外出制限の運用が緩和傾向にあったとしても、多くの療養所は交通の便がきわめて悪いへき地にあり、実際上外出に相当の困難を伴うところもあった。特に、大島青松園（香川）は、療養所の施設以外は何もない瀬戸内海の孤島にあり、療養所が運行する船を利用する以外に島外に出る正規の手段はなかった。また、長島愛生園と邑久光明園も、ほぼ同様の立地条件で、1988（昭和63）年に本州と架橋されるまでは島外に出るには船を利用するほかなかった。これらの療養所は、まさに隔離施設と呼ぶにふさわしい立地条件を備えており、無断外出は事実上困難であった。

　社会も、外出制限の運用緩和には消極的であった。1960（昭和35）年1月11日の読売新聞には、多磨全生園に入所していた女性の死体が発見された事件に関連して、「野放しのライ患者」との見出しで、「同園の収容患者たちは園の周囲のいけガキにいくつも穴をあけて、無断外出用通用門をつくり、買い物から飲酒、競輪がよいまでしており、地元民の心配顔をよそに野放し状態にあることが分かり、問題となっている」、「こんな野放し状態ではいつわれわれに感染するかも知れぬと内心おののいている」との記事が掲載されている。記事では、多磨全生園庶務主任は「違反外出にはまったく頭を痛め職員一同はつねに気をつかっている」と述べ、厚生省医務局国立療養所課は「無断外出が多いということが本当なら施設、患者に厳重に注意する」と述べたとされている[63]。

ハンセン病療養所退所に際しての国家の姿勢と差別の壁

　1953（昭和28）年の「らい予防法」制定前の1951（昭和26）年には、ハンセン病療養所からの35名の軽快退所者があったことが公式統計に計上されている[64]。しかし、入所者らの強い要望に反して、1953年に改正された「らい予防法」に退所規定が設けられることはなかった。退所についての判断は療養所長らの裁量に委ねられた。結果、退所の判断はきわめて厳格なものとなり、最も退所者の

多かった1985（昭和60）年でも216人に過ぎない[65]。

1963（昭和38）年、名古屋市に診療施設が設置され、部分的に外来診療も開始されたが、1975（昭和50）年以降も退所の自由について国が公式に表明したことはなかった。国は1957（昭和32）年に「らい患者の暫定退所決定準則」を作成していたが、この準則は当初療養所長以外に厳秘とされ、文書の最初に「マル秘」がつけられていた。間もなく全患協の知るところとなったが、公表されることはなかった。この準則の退所基準は極めて厳しいもので、このように国が入所者の退所にきわめて慎重だった理由としては、①戦前から長きにわたり、かつ厳しい隔離政策の影響で、ハンセン病および患者に対する国民の差別偏見が大きく、政府が退所規定を設けるなどの法改正を行う際に強い反対にあうことが懸念されたこと、②社会的障壁が大きいことが懸念されたこと、③療養所医官などにとって国際動向は現実の問題ではなく、遠い将来の問題としてしか捉えられなかったこと、などが挙げられる。

その後も、新たな退所基準を定めたことはなく、ましてや、「伝染させるおそれがある患者」に退所を認めると公式に表明したことは、一度もなかった。

1975（昭和50）年以降、多くの療養所において退所を強く希望する入所者に対し、是が非でも退所を許可しないということはなくなったが、軽快退所者数は逆に減少していった。多くの入所者は、療養所への入所により家族とのつながりが断ち切られたり、職を失ったり、学業を中断せざるをえなくなったりするなど、社会での生活基盤が著しく損なわれていたのである。ハンセン病に対する社会の差別偏見が根強く存在する状況にあって、何の公的援助も受けずに療養所を出て社会復帰を果たすことはきわめて困難であった。入所期間の長期化、入所者の高齢化、後遺症による身体障害などの要因が加われば、その困難さは一層増した。入所者のなかには、退所を積極的には希望しない者も現れてくる。これも退所をめぐる厳しい現実といえる。

国にとって軽快退所を認めることと「全患者」収容とは何ら矛盾するものではなかった。むしろ、反対に、「伝染させるおそれのある患者」をきわめて広く解釈することにより、「全患者」収容を推進するためには、軽快退所の道を用意し

ておく必要があった。しかし、それはあくまでも机上のそれであって、実際には「開かずの扉」でしかなかった[66]。

軽快退所者への不十分な国の支援

　ハンセン病療養所からの軽快退所者に対し、国が何もしなかったわけではないが、その支援策はきわめて不十分なものであった。1956（昭和31）年、政府は「らい予防法」制定の際になされた附帯決議第7項の「退所者に対する更生福祉制度を確立し、更生資金支給の途を講ずること」などを踏まえ、社会復帰を促進するための厚生指導事業を開始した。

　1958（昭和33）年には、国が予算を藤楓協会に委託して、退所者の生業資金、退所支度資金、世帯厚生資金として貸与する「軽快退所者世帯更生資金貸付事業」を発足させている。しかし、たとえば軽快退所者世帯更生資金貸付事業による貸付限度額は、当初、生業資金は3万円、退所支度金は1万5,000円、技能修得金は1カ月1,500円（最大6カ月）、であり、据置期限1年間の経過後、5年ないし3年以内で返済することになっていた[67]。1960（昭和35）年度の実績でも、14件計40万円（うち生業資金37万円、支度資金3万円）の貸付けが行われたに過ぎない。

　1960（昭和35）年には軽快退所者に対する就労助成金の支給が開始された。1972（昭和47）年には沖縄県における技能指導事業が、1975（昭和50）年には相談事業がそれぞれ創設された。しかし、就労助成金制度にしても、その支給額は生業資金が3万円以内、支度資金が1万5,000円以内に過ぎず、退所者のための社会復帰支援事業は、入所者の置かれた状況に照らすと、到底十分なものとは言えなかった。ちなみに、1973（昭和48）年度予算では、退所患者支度給与金が総額で94万5,000円、退所患者旅費が総額で31万1,000円であった[68]。

　ハンセン病問題検証会議の入所者調査によると、退所経験は、26.6%（196人）の人が「ある」と、およそ3割近くの人が回答している。退所へと向かわせる大きな契機としてはプロミンによる治療効果があげられている。1949年から治療費として予算化され、療養所における多くの患者に投与されるようになったか

らである。ハンセン病が「不治の病い」から「治療可能な病い」へと変わっていくことを自らの体で実感として感じ、社会復帰への希望を持つことができるようになったとされる。

退所時期としては、1960年代が38.4％、ついで1940年代が26.2％、1950年代が20.9％となっており、1960年代がひとつの山とされている。また、退所時の年齢は、10代の後半から30代前半の青年期が74.9％（128人）となっている。若い青年期での社会復帰者が多かった理由としては、不十分な支度金制度における社会復帰には一般社会での労働による生活費の捻出が必然となったことが考えられる。社会復帰が多い時期は高度経済成長期(1955年頃〜1970年代半ば)とも重なっており、社会復帰へと向かわせるひとつの要因でもあったと指摘されている[69]。

社会復帰の妨げとなった後遺症

入所者の社会復帰を阻んだ要因として、ほかに後遺症が挙げられる。ハンセン病の後遺症は、機能障害をもたらしうるだけでなく、ハンセン病患者・元患者として差別偏見を受ける契機となることが多かった。機能障害はなく、さほど重大でないちょっとした顔面の変形や手足の曲がりであっても、それは同様であった。目に見える後遺症を持っている退所者はハンセン病療養所への入所歴があることを完全に隠し通すことは困難であり、激しい差別偏見にさらされることにつながった。

厚生省が作成した前述の「暫定退所決定準則」には希望事項として、「顔面、四肢等に著しい畸形、症状を残さないこと」が掲げられており、これも、厚生省が外見にハンセン病の痕跡を残す者の退所にきわめて消極的であったことを示すものである。菊池恵楓園長宮崎松記が、左手の指がかすかに曲がっている入所者の社会復帰の申出に対し、「君、その手では社会的に治癒してないから社会復帰は無理だ」と述べたというのも、当時の療養所の態度をよく現している。2001（平成13）年５月11日の「らい予防法」違憲熊本地裁判決では、「証人長尾[築治・国立療養所大島青松園長─引用者]によれば、実に約８割もの在園者

が、何らかの後遺症を持っているとされ、社会の差別・偏見の存在が後遺症を持つ在園者の社会復帰を妨げてきたことを端的に示している」と判示されている。

外出制限規定の緩和後も状況は変わらず

1975（昭和50）年頃以降、ハンセン病療養所内の外出制限規定が徐々に弾力的に運用されるようになり、これによる実際上の制約が著しく減退するなど、療養所の運営は、人権を制約しない方向で改善されていった。しかし、このことはほとんど公にはされず、社会一般のハンセン病に対する認識を大きく変えるものではなかった。

厚生省は、WHOの提唱にのっとれば、隔離の必要性がなくなった、1960（昭和35）年以降においては、すべてのハンセン病患者および入所者が隔離されるべき危険な存在ではないことを積極的に明らかにすべきであったが、このような啓発はしなかった。むしろ、1982（昭和57）年の国会答弁でもみられるように、隔離政策の必要性を掲げ続け、これを療養所の予算獲得のための根拠ともした。このことは入所者の処遇改善に役立ったという点で評価すべきものではあるが、ハンセン病患者および元患者に対する根強い差別偏見を助長し、維持することにもつながった。

さらに、1982（昭和57）年 3 月18日の衆議院社会労働委員会において、三浦大助厚生省公衆衛生局長は、隔離政策が誤りでなかったのか、新法が空洞化し死文化しているのではないかとの質問に対しても、「隔離のお話が大分出ておるのですが、伝染力が弱いとはいえこれは伝染病でございますので、ある程度の一定の制限というのは仕方ないと思うのですけれども、ただ人権につきましては、私ども本当に十分に注意を払っておるわけでございます」と述べている。

1970（昭和45）年以降、新発見患者数が年間数10名程度まで激減し、しかも、スルフォン剤の登場以降、ハンセン病が「治る病気」になり、かつてのような悲惨な病状の患者はほとんどいなくなっていた。ハンセン病に対する過度の恐怖

心からくる差別偏見は、自然に任せれば、人々に忘れ去られてなくなってしかるべきものであった。ハンセン病患者や入所者、元入所者と関係する機会がない限り、ハンセン病患者が危険な伝染源であるとの偏見をもともと抱かないか、あるいは、時の経過とともにそのような偏見が薄れていったことであろう。

しかし、ハンセン病患者や入所者、元入所者と関係しないところでいかに偏見が薄れていったとしても、これらの者にとっては何の意味もなかった。問題は、これらの者が社会と接する場面において、いかに認識され扱われていたかである。そのような場面においては、なお、厳然として、ハンセン病に対する過度の恐怖心からくる根強い差別偏見が残っていたといわざるをえない。そして、その原因のすべてが新法の存在や厚生省の政策のあり方にあるとまではいえないとしても、それらが重要な役割を果たしたことは否定しがたい。

「らい予防法」違憲熊本地裁判決は、入所者の社会復帰について、概要、このように判示している。外出制限規定の運用が緩和されても、強制隔離政策とそれを下支えした「無らい県運動」によって作出・醸成された差別偏見は入所者の社会復帰の大きな壁になり続けた。

大谷藤郎の葛藤——法改正ではなく処遇改善に尽力

1964（昭和39）年3月、厚生省公衆衛生局結核予防課は「らいの現状に対する考え方」をまとめた。しかし、これも「医学の進歩に即応したらい予防制度の再検討を行なう必要があるが、その検討の方向としては、第一に患者の社会復帰に関する対策であり、第二は他にらいを感染させるおそれのない患者に対する医療体制の問題であり、第三は現行法についての再検討であろう」、「本病についての特性として、社会一般のらいに対する恐怖心は今なお極めて深刻なものがあるので、まずこれについて強力な啓蒙活動を先行的に行わなければ、上記各検討結果による措置も実を結ぶことは困難である」とされていた。「らい予防法」の改正に取り組むというものではなかった。

1969（昭和44）年10月、厚生省は、藤楓協会に委託して「らい調査会」を設立

した。調査会は、1971（昭和46）年、厚生大臣に年金問題および「日用品費」のあり方について答申した。しかし、これも療養所内の生活改善を中心に検討が行われたに過ぎなかった。国際的な動向に沿って隔離政策を抜本的に見直す動きはみられなかった。

1972（昭和47）年に厚生省医務局国立ハンセン病療養所課長に就任した大谷藤郎は、処遇改善に熱心に取り組んだ。大谷の尽力もあり、厚生省も処遇改善に本格的に取り組むことになった。

大谷は、1974（昭和49）年頃、当時の全患協の事務局長であった内川松夫から、「先生が法律改正をやるといわれるのなら、全患協は全面的に協力して闘う」という旨を持ちかけられた際、新法改正の動きが療養所での入所者の処遇の後退につながることを危惧し、迷ったすえに新法の改廃を訴えるよりも事実上の部分的開放化と処遇改善を図る方が入所者の実利が大きいと考えて、新法改正に賛同しなかった。

大谷は、後にその著書のなかで、この決断について「ハンセン病差別の基本である予防法改正問題に身を挺して取り組むべきであったと悔やまれた」、「実体を改善していけばそれで前進になるのではないかと考えて努力し、自らを慰めてきたのは、やはり姑息的で小役人的モノの考え方にとらわれていたとしか言いようがなかったと今でも悔やまれる」と振り返っている[70]。

大谷自身も悔やむように、当時、大谷は、新法改正の動きは療養所での入所者の処遇の後退につながるとし、恐れていた。この恐れから、新法改廃は棚上げにして、処遇改善に注力した。一方では、強制隔離を強いられている以上、入所者の園内生活については改善が図られなければならない。他方で、改善しないと入所者の反発もあって強制隔離政策は維持できなくなる。このように強制隔離政策の継続という国の方針を利用して、処遇改善を図ることに務めた。この大谷の尽力もあって、入所者の処遇は大きく改善された。しかし、他方で、それは法の改廃を送らせたという面も持っていた。

療養所内で展開された処遇改善運動

　「らい予防法」制定後、ハンセン病回復者の社会復帰運動に力を注いでいた全患協などは、社会復帰者の減少に伴って、療養所内での処遇や医療の改善など、いわゆる「経済闘争」へと方針を転換していた。

　プロミンなどのめざましい薬効によって全治した入所者のなかから社会復帰者が出てくるが、社会の厚い壁にぶつかって、1970（昭和45）年頃をピークに社会復帰者は減少しはじめる。完全隔離、完全収容の政策原則は変わらず、そのために社会復帰の準備から退所者への支援まで、福祉界との新たな接点となるべきプログラムは、法的な根拠を与えられないものであった。このような壁もあって、全患協、各療養所自治会も、運動の中心を社会復帰にではなく、入所者の処遇改善などに置くことになった。

　1972（昭和47）年に大谷藤郎が厚生省医務局国立ハンセン病療養所課長に就任した後、入所者たちの運動は「強制隔離を暗黙の前提にした上での処遇改善」とこれによる既得権の擁護（「強制隔離と処遇の表裏一体」論）に傾斜していった。そうしたなかで、1983（昭和58）年に全患協会長に就任した曽我野一美は、再度「予防法闘争」に立ち上がるように問題提起した。

　これを受けて全患協は、ハンセン病医学の発展を踏まえた「医療の体系化」、「在宅治療の推進」、「退所者の保障」を三本柱とする「ハンセン氏病予防法」改正草案を1991（平成３）年４月に厚生省に提出した。

　しかし、厚生省の態度は、「現行の『予防法』のある限り、運用によって善処する」というものにとどまった。多くの療養所入所者自治会も、法改正には腰が引けており、受動的な態度にとどまった。予防法の改廃は、既得権の擁護と矛盾すると考えられたからである。

　1975（昭和50）年以降、自治会および全患協が、能動的、主体的に再度の「予防法闘争」を闘うためには、憲法論、人権論の見地から「強制隔離と処遇の表裏一体」論を打破することが求められた。これには法律家の支えが必要不可欠であった。だが、この責任を法律家が果たすことはなかった。また、予防法を改

正するには社会の広範な人々の支えが不可欠で、それにはマスメディアの役割が大きいと思われた。しかし、この時期は、入所者の一定の処遇改善が図られたということもあり、ハンセン病に対するマスメディアの関心は薄れていた。このような状況のなかで、再度、「予防法闘争」に向け、自治会および全患協が意思統一を図っていくことには無理があった。

　なお、療養所所長連盟は再び予防法改正問題に取り組み、1987（昭和62）年２月に、「らい予防法」の改正に関する請願を発表した。しかし、請願は「所長連盟は、この見直しを通して法の廃止を望むものでは決してありません」との立場が貫かれていた[71]。この請願も厚生省によって取り上げられることはなかった。

「大谷見解」によって廃止に向かう「らい予防法」

　このころには処遇改善を求める運動から「らい予防法」の改正を求める運動へと舵（かじ）を切っていた全患協から、1991（平成３）年４月、「らい予防法改正要請書（ぜんかんきょう）」が厚生省へ提出された。しかし、これも大きな反響を呼ぶにはいたらなかった。状況が一変したのは、1994（平成６）年５月13日、厚生省を退官し、財団法人藤楓協会理事長（とうふう）に就任していた大谷藤郎（おおたにふじお）から、国立ハンセン病療養所入所者に対する処遇の維持・継続を法律に明記することを条件として、「らい予防法」を全面廃止することを求める私的見解が発表されたことによってであった。この見解が関係各層に与えた影響はきわめて大きかった。大谷は国、療養所長、入所者のいずれからも信頼される存在であり、かつ、その私的見解は、国、療養所長、全患協のいずれもが呑めないことはない内容だったからである。

　このいわゆる「大谷見解」に促される形で、同1994年11月８日には全国国立ハンセン病療養所所長連盟が、ほぼ「大谷見解」に沿った「らい予防法改正問題についての見解」を発表した。全患協をはじめ入所者らは当初とまどいをみせた。しかし、全患協は、1995（平成７）年１月、９項目の要求が充たされることを条件に大谷見解を支持するとした。同1995年４月21日には、井出正一厚生大（い　で　しょういち）

臣（当時）も、「らい予防法」を抜本的に見直す方針を明らかにした。さらに、その翌4月22日には、日本らい学会が、「らい予防法について」の見解を発表し、「らい予防法」は「医学的には当然廃止されなければならない」ことを明言するとともに、学会としての反省を表明した。

　これらを受けて、1992（平成4）年から厚生省の委託により財団法人藤楓協会に設置され、「らい予防法」問題について検討を重ねてきた「ハンセン病予防事業対策調査検討会」（座長・大谷藤郎）は、1995年5月12日に報告書をとりまとめ、厚生省に提出した。報告書は、「らい予防法」の抜本的な見直しに向けての早急な検討の開始を求めるものであった[72]。

「らい予防法」見直し検討会

　厚生省は、「ハンセン病予防事業対策調査検討会」報告書の提言の趣旨を踏まえ、1995（平成7）年7月6日、省内に、患者団体である全国ハンセン病患者協議会（「全患協」）の代表を含む14名の有識者・関係者からなる「らい予防法見直し検討会」（座長・大谷藤郎）を発足させた。

　検討会では、高松宮記念ハンセン病資料館（藤風協会40周年を機に、ハンセン病患者・回復者が自らの生きた証を残し、社会に過ちが繰り返されぬように訴えることを目的に1993〔平成5〕年6月に設立・開館）の見学や全患協との意見交換なども行い、5カ月の間に10回にわたる精力的な検討を重ねた。そして、同年12月8日、「らい予防法の廃止」を明確に打ち出すとともに、国立ハンセン病療養所入所者の置かれた歴史的・社会的な特殊性に着目し、入所者に対する医療および福祉の措置の内容を継続させることを求めることを主な内容とする報告書をとりまとめた[73]。

　この報告書は、国による「らい予防法」の見直しの遅れを明確に指摘し、国に対し反省を求めるきわめて異例のものであった。

「らい予防法の廃止に関する法律」の可決成立と厚生大臣の謝罪

　厚生省は、「らい予防法見直し検討会」の報告書を受け、正式に「らい予防法」

廃止の方針を決定した。そして、1995（平成7）年12月25日から翌1996（平成8）年1月14日までに、全国に13カ所ある国立ハンセン病療養所の各自治会において、「らい予防法見直し検討会」報告書の内容および今後の法案作成の基本方針についての説明会を実施した。さらに1996年1月18日には、全患協に対し、厚生省案を提示し、意見交換を行った。

全患協（ぜんかんきょう）との協議を受け、同年1月22日には公衆衛生審議会を開催し、「らい予防法の廃止に関する法律案要綱」を諮問（しもん）し、同日答申を得た。この答申には、「患者給与金等の予算措置についても、引き続き継続すべき」旨の附帯意見（ふたい）が付されていた。その後、連立与党の手続を経て、同年2月9日、法案を閣議決定し、同日、国会に提出された。法案提出に先立つ1月18日、菅直人厚生大臣（かんなおと）（当時）は全患協の代表らと会い、「らい予防法の見直しが遅れ旧来の疾病像（しっぺい）を反映したらい予防法が今日まで存続し続けたことがハンセン病患者やその家族の方々の尊厳を傷つけ多くの苦しみを与えてきたこと、さらに過去において優生手術を受けたことにより在園者の方々が多大なる身体的・精神的苦痛を受けたこと」に対する直接の謝罪を行った。これに対し、全患協の高瀬重二郎会（たかせじゅうじろう）長からは、「ひとつのけじめとして受け止め、既に亡くなった僚友（りょうゆう）に対する鎮魂（ちんこん）の言葉と理解する」との応答がなされた。

国会に提出された「らい予防法の廃止に関する法律案」は同年3月22日に衆議院厚生委員会に付託され、同25日、同厚生委員会において提出理由説明から質疑・採決まで行われ、附帯決議が付されたうえで、全会一致で可決された。さらに翌26日、衆議院本会議でも全会一致で可決され、同日、引き続き参議院厚生委員会において、提案理由説明から質疑・採択まで行われ、全会一致で可決された。この際、衆議院と同様、附帯決議が付された。そして、翌27日、参議院本会議にて全会一致で可決、成立した。

施行されたのは翌月の4月1日からで、1907（明治40）年制定の「癩予防ニ関（らい）スル件」以来、89年ぶりに「癩・らい予防法」が廃止されるにいたった。

「らい予防法」廃止に対する入所者らの受け止め

　1996（平成8）年に「らい予防法」が廃止された際の入所者らの反応は、冷めたものであった。廃止法の提案理由について、菅直人厚生大臣（当時）が次のように国会で説明したからである。

> 「現行のらい予防法は、感染源対策としての患者の隔離を主体とした法律でありますが、今日、ハンセン病は、現在の我が国においては感染しても発病することは極めてまれな病気であることが明らかとなっており、また、仮に発病しても、治療方法の確立している現在においては、適切な治療を行うことによって完治する病気となっております。したがいまして、らい予防法に定めているような予防措置を講ずる必要性はなくなっております。こうした医学的知見を踏まえ、これまでらい予防法の弾力的な運用を図りつつ、国立ハンセン病療養所の入所者に対する処遇の改善に努めてまいりましたが、らい予防法の抜本的な見直しには至らず、その見直しがおくれたこと、また、旧来の疾病像を反映したらい予防法が現に存在し続けたことが、結果としてハンセン病患者、その家族の方々の尊厳を傷つけ、多くの苦しみを与えてきたこと、さらに、かつて感染防止の観点から優生手術を受けた患者の方々が多大なる身体的・精神的苦痛を受けたことは、まことに遺憾とするところであり、行政としても陳謝の念と深い反省の意を表する次第であります。そして、こうした思いのもとに、今回、らい予防法の廃止を提案することとしたものであります。」[74]

　法廃止が遅れたことへの「遺憾」、「陳謝」、「反省」は示されているものの、戦後も「絶対隔離政策」を採用し続けたことについてはなんら反省も総括もなかった。廃止法にも、ハンセン病元患者・家族らが受けた被害に対する責任を認めた明文規定はなかった。「社会復帰の支援」についても、第5条で「国は、入所者等に対して、その社会復帰に資するために必要な知識及び技能を与えるため

の措置を講ずることができる」と規定するにとどまった。

　この不満と怒りが、「らい予防法」違憲国家賠償請求訴訟が1998（平成10）年7月31日に提起される際の原動力となった。

まとめ

　戦後になっても、日本のハンセン病政策は国際的な動向からはかけ離れたもので、むしろ強制隔離政策は強化された。これには療養所長らを占めたハンセン病専門医の影響が大きかった。国の誤ったハンセン病強制隔離政策は入所者のみならず、日本のハンセン病医学も世界のハンセン病医学の進歩から隔離したのである。さらに、これらの隔離を国民・住民、各界も黙認した。

　治療法が確立され、「治る病気」になっても入所者の社会復帰は進まなかった。社会の差別偏見と後遺症がこれを阻んだのである。国の社会復帰支援も乏しいものであった。こうして社会復帰者が減ったことで、全患協（ぜんかんきょう）や自治会の運動の中心は社会復帰から園内の処遇改善に移さざるをえなくなった。この処遇改善の取組みは大きな成果をあげた一方で、強制隔離政策を長引かす要因のひとつにもなった。

　しかし、さすがに1990年代半ばに入ると、予防法の廃止に国も動かざるをえなくなった。理論、行政の面でこれを牽引（けんいん）したのは厚生省で国立ハンセン病療養所課長として処遇改善に取り組んだ後、厚生大臣官房審議官、公衆衛生局長、医務局長を歴任した大谷藤郎（おおたにふじお）である。予防法は廃止するが療養所は存続させるという彼の案は国、療養所長、全患協らの支持を得て、「らい予防法の廃止に関する法律」の制定に結び付くこととなった。ただし、誤った強制隔離政策に対する国の総括はなく、国の責任を認めた規定も廃止法にはなかったため、入所者らには強い不満と怒りが残った。これが、「らい予防法」違憲国賠訴訟の提訴につながっていったのである。

第 **3** 部

3つの差別事象から考える差別と偏見の所在

- 「特別法廷」とはどのような法廷か。なぜ憲法違反か。なぜ、最高裁判所は「特別法廷」を認め続けたのか。

- なぜ日本国憲法は、こどもの教育を受ける権利をうたっているのか。龍田寮のこどもたちの通学をめぐる反対派と賛成派の争点はどこにあるのか。

- 宿泊拒否をしたホテル側が被害者とされ、宿泊拒否をされた入所者が加害者とされたのはなぜか。

- ここで紹介する3つの事象は、なぜ憲法違反なのか。なぜ永い間、そのことに気づかなかったのか。

- 道徳と人権とはなぜ違うのか。

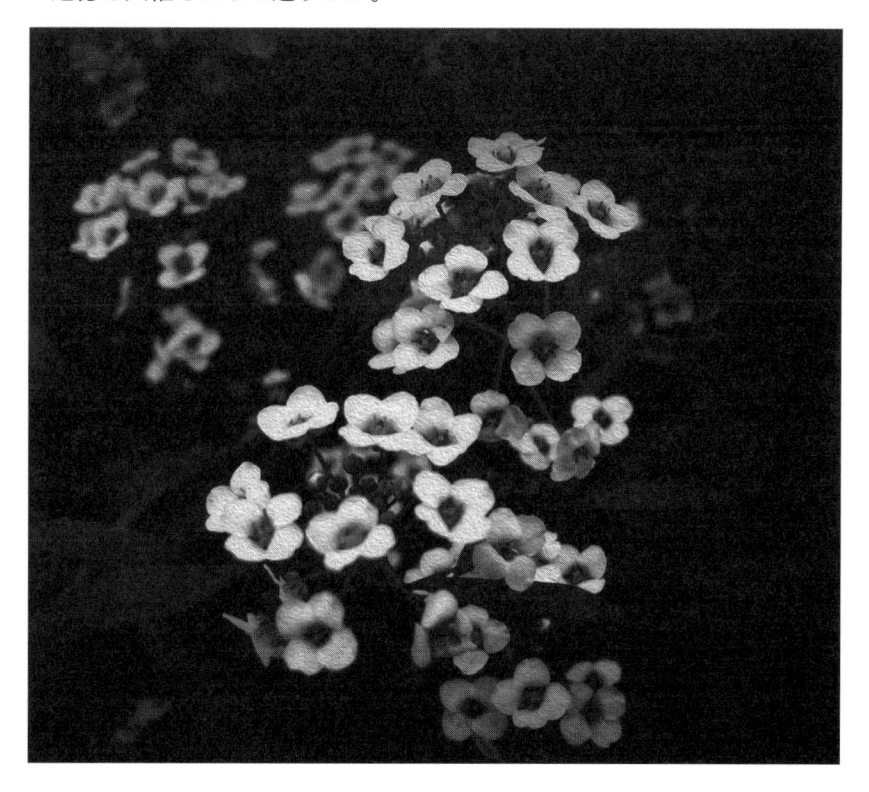

第1章　菊池事件

特別法廷での刑事裁判

　ハンセン病患者、回復者らは裁判に際しても差別的な取扱いを受けてきた。以下に述べるように、通常の裁判所で審理を受けることができず、「特別法廷」と呼ばれる裁判所庁舎外の場所に設置された法廷で、しかも非公開のうえ、不当な訴訟手続のもとで裁かれてきた経緯がある。

　裁判所法（昭和22年法律第59号）は、その第69条において、「法廷は、裁判所又は支部でこれを開く」、「最高裁判所は、必要と認めるときは、前項の規定にかかわらず、他の場所で法廷を開き、又はその指定する他の場所で下級裁判所に法廷を開かせることができる」と規定している。

　ここにいう「最高裁判所が下級裁判所に裁判所以外の場所で法廷を開かせる『必要』がある場合」とは、風水害や火災などのため、本来法廷を開くべき裁判所庁舎において法廷を開くことが事実上できない場合や、裁判所庁舎の使用は可能であるが、被告人が長期間の療養を要する伝染性疾患の患者であって、裁判所庁舎に出頭を求めて審理することが不可能ないしきわめて不相当な場合など、「真にやむを得ない場合」に限られると解されている。

　疾病を理由とする開廷場所指定の上申がなされた場合に、その必要性が認められる「真にやむを得ない場合」に該当するか否かを検討するにあたっては、当事者の病状の程度や他者への伝染可能性の有無および程度、伝染予防の措置をとることが可能か否か、将来における病状の改善や伝染可能性の低下の見込みの有無などの諸事情を慎重に考慮すべきであることはいうまでもない。

　ハンセン病患者・回復者らを被告人とする下級裁判所の刑事事件については、1948（昭和23）年2月13日に開かれた最高裁判所裁判官会議において、「裁判所以外の場所において法廷を開かせることについては事務総局に処理させる」旨の議決がなされている。そして、ハンセン病を理由とする開廷場所の指定の上申は、1948（昭和23）年から1972（昭和47）年までの間に96件あったが、

うち95件が認可、1件が撤回された。不指定とした事例はなかった。認可率は99％である。開廷場所としては、菊池恵楓園などのハンセン病療養所、熊本刑務所菊池医療刑務支所などの刑事収容施設などが指定されていた[1]。

　しかし、スルフォン剤による治療実績の積み重ね、新発見患者数の顕著な減少などの諸事情に照らせば、ハンセン病は確実に「治る病気」になっており、伝染のおそれについても、伝染性のない他の疾病と区別して考えなければならないような状況にあったとは考えられない。

　最高裁判所は、下級裁判所からハンセン病を理由とする開廷場所指定の上申があった際、科学的な知見や上記のような諸事情を考慮するなどしたうえ、裁判所外における開廷の必要性が認められる「真にやむを得ない場合」に該当するか否かを慎重に検討するべきであった。該当しないときには、開廷場所の指定上申を認可してはならず、法令により国立療養所外に出頭を要する場合であるとして、被告人に対し裁判手続のために裁判所庁舎への出頭を求めるべきであった。

　「らい予防法」も、第15条で、「法令により国立療養所外に出頭を要する場合であつて、所長が、らい予防上重大な支障を来たすおそれがないと認めたとき」は、入所者の外出を認めていた。

　しかし、最高裁判所裁判官会議から専決権限を付与された事務総局は、1948年から1972年までの間、上申を認可する際、当事者が現にハンセン病に罹患していることのみが確認できれば、科学的な知見や上記に掲げた諸事情を具体的に検討することなく、裁判所外における開廷の必要性を認定し、開廷場所の指定を行うという定型的な運用を行っていた。事務総局によるこのような裁判所外における開廷の必要性の認定の運用は、合理性を欠く差別的な取扱いであったといえる。

　開廷場所も、訴訟手続が秩序正しく行われることが可能な物的設備を備え、かつ、「公開裁判」の要請を満たすことのできる場所が選ばれるべきである。そのためには仔細な検討が要請されるにもかかわらず、事務総局が作成した開廷場所指定文書には、「菊池恵楓園」などと開廷場所が記載されているにとどま

る。仔細な検討がなされた事実はうかがえない。

　スルフォン剤による治療が始まって以後、ハンセン病回復者に対して裁判所外で裁判を開廷する必要はなかったが、最高裁判所はそのことを冷静、的確に判断できなかった。最高裁も、「無らい県運動」などによって作出・助長されたハンセン病に対する差別偏見に侵されていたと言える。

菊池事件と死刑判決

　ハンセン病を理由にこの「特別法廷」で裁かれ、被告人が無実を訴え続けたにもかかわらず死刑判決が言い渡され、執行された事件に、菊池事件がある。菊池事件とは、1951（昭和26）年に熊本県菊池郡水源村（現菊池市）で起きた2つの事件（ダイナマイト事件と殺人事件）を指す。

　1951年8月1日午前2時頃、ダイナマイトによる殺人未遂事件が発生し、被疑者（当時29歳）が逮捕された。被害者がかつて村役場の衛生係をしていたとき、県衛生課の要請に対して被疑者を「らい」患者として報告したことから、被疑者は菊池恵楓園への入所勧告を受けることとなり、そのことを恨んだ末の犯行とされた。6月9日、菊池恵楓園内で開かれた熊本地裁の出張法廷（特別法廷）で懲役10年の判決を言い渡された。

　被疑者は無実を主張し、福岡高裁に控訴したが、控訴は棄却され、上告も1953（昭和28）年に棄却された。その控訴審中の1952（昭和27）年6月16日、菊池恵楓園内にある拘置所（代用拘置所）から脱走した。その3週間後の7月7日午前7時頃、路上で上記の被害者が全身に20数カ所の切刺傷を負い、殺害されているのが発見された。

　当然のように嫌疑は被疑者に向けられ、大捜索が行われた。その6日後、被疑者は実家近くの小屋にいるところを発見された。逃げようとした被疑者は、警察官に拳銃で撃たれ、倒れたところを単純逃走および殺人の嫌疑で逮捕された。

　1952年8月2日、まず単純逃走罪で起訴され、次いで、11月22日、殺人罪で起訴された。5回の公判の後、熊本地裁は、1953年8月29日、熊本刑務所菊池

医療刑務支所内で開廷された出張法廷(特別法廷)で、死刑判決を言い渡した。それに先立つ8月6日には、国会で「らい予防法」が可決成立していた。

　この菊池事件は、戦後の「無らい県運動」および菊池恵楓園の増床、菊池医療刑務支所の設立などを背景として起こった事件である。被疑者は、裁判所構内の通常の法廷に一度も立つことなく、死刑判決を言い渡された。そして死刑が1962（昭和47）年9月14日に執行された。

　第一審で死刑判決が言い渡される頃に始まった「公正裁判要請運動」は、療養所の入所者のみならず、多くの人々を巻き込んで、「Fさんを死刑から救う会」（1958〔昭和33〕年結成）にまで発展していった。死刑判決の背景にハンセン病差別偏見があるというのが、支援する人々の共通認識であった。1960（昭和35）年には支持者は政党人、作家、文化人、宗教家ら1,000名に達し、公正裁判を求める署名は5万筆を超えた[2]。死刑執行を急いだ背景には、このような動きも伏在していた。

　後述するように、この菊池事件については、2020（令和2）年11月13日、1,205名が国民的再審請求人になり、熊本地裁に、憲法違反などを理由に再審請求がなされている。

　誤判を是正する責任は誰にあるか。誤判を是正する責任が冤罪被害者ないしその家族にあるとすれば、これらの人たちが再審を請求しないとすれば、司法は誤判を是正しなくてもやむをえないともいえる。しかし、誤判を是正する責任が冤罪被害者ないしその家族にあるというのは明らかに間違っている。誤判を犯した原因は冤罪被害者ないしその家族にはないからである。

　身代わり犯人の場合などを別として、検察官は被疑者の意思に関係なく一方的に起訴する。裁判所も被告人の意思に関係なく一方的に判決を言い渡す。刑の執行も一方的になされる。冤罪被害者ないしその家族の意思は一貫して無視される。司法取引の一部導入によっても全体状況に大きな変化はみられない。このように一貫して無視されてきたにもかかわらず、誤判の是正、再審請求の場合にだけ、冤罪被害者ないしその家族の意思を問題とする。誤判を是正するかどうかは冤罪被害者ないしその家族の意思次第だとするのは不公平ではない

か。

　司法が一方的に犯した誤判であるとすれば、それを是正する責任は司法の側にもっぱらあると考えるのが当然ではないか。司法の側が、その責任で自ら再審を行い、自ら誤判を是正する。そして、誤判を犯したことを謝罪し、名誉回復、被害救済を図るというのが当たり前ではないか。

　国民主権の下では、司法にそのようにさせるのは国民の権利でもあり、責務でもあるといえる。このごくごく当たり前のことができないとすれば、日本の現行刑訴法の再審に関する規定は根本的に間違っているということになる。

　その意味で、どうしても他に方法がないという場合には、国民が直接、裁判所に再審を請求するという選択肢も留保されていると考えるべきであろう。

　このような考えに基づいて、国民が「主権者」として憲法第16条の請願権を根拠にして菊池事件の国民的再審請求を行っているのである。

第2章　黒髪校事件

教育を受ける権利の侵害

　1954（昭和29）年、熊本市の黒髪小学校で「黒髪校事件」と呼ばれる差別事件が起こった。熊本市内の「龍田寮」で寄宿生活を送っていた国立ハンセン病療養所菊池恵楓園の入所者のこどもたちのうち、「健康で感染のおそれなし」と確認されたこどもたちが、黒髪小学校へ通学することになった。これに対し、同校のPTAの一部がこの通学を妨害し、自分のこどもを休ませるなどの抗議行動を起こしたのだった。

　菊池恵楓園には、前身の九州療養所の時代から入所者の子弟を収容する保育所が園内に設置されていたが、九州療養所が菊池恵楓園に改名された1941（昭和16）年、熊本市内に上記保育所と同規模の「龍田寮」が熊本市内に建設され、保育所に入所していた患者の子弟を収容することになった。収容児童には学童もいたので、寮内に黒髪小学校龍田寮分校が開かれたが、教師は助教諭が1人

だけで、教育も行き届かなかった。中学生、高校生は地元の中学、高校に通学していた[3]。

　教育委員会や法務局、そして国会までも事態打開に乗り出したが、反対派PTAは市役所で座り込みをして徹底抗戦の姿勢を崩さなかった。対立は1年も続き、寮のこどもたちは全国各地の施設へ引き取られていった。龍田寮も廃止された。寮のこどもたちはハンセン病に罹っておらず、親がハンセン病というだけで差別され、ついに学校に通うこともできなかった。

　当時、反対派PTAがなかば強制的に休校を勧めるなか、親の意向で通学したという方は、当時を振り返って、「他に登校初日に教室にいたのは、教員やキリスト教徒のこどもなど三人だけ。通学しなかった友人からは下校中に石を投げられた」と語っている[4]。

　1955（昭和30）年2月20日に発行された菊池恵楓園患者援護会編『恵楓』第83号（昭和30年1・2月号）31頁以下などを参照し、「龍田寮児童通学問題」の経過概要を次にまとめた。詳しくみていくことにする。

龍田寮事件の概要——入学まで

　1953（昭和28）年11月26日、菊池恵楓園長宮崎松記は、黒髪小学校長に対し、龍田寮のこどもたちの通学許可を求めた。校長は、「異存はないが、決定はPTAの意向に従う他なし」という旨を回答した。

　その翌日、宮崎恵楓園長はPTA会長に対し通学に関する意向を質した。会長の意向は通学に反対というものであった。宮崎恵楓園長は12月1日に熊本地方法務局に対し、龍田寮児童の黒髪小学校通学許可を要望した。

　要望を受けて、翌日には熊本地方法務局長が中央児童福祉協議会長、熊本県児童福祉協議会長、厚生省医務局長宛てに解決方法を申告している。

　12月9日、PTA総会は熊本市教育委員会（以下、「市教委」）に検討を一任した。市教委の意向は、龍田寮児童を通学させるべきだというものであった。

　翌1954（昭和29）年1月、熊本地方法務局が2月中に円満解決したいとの意向を発表し、2月には法務省、厚生省、文部省からなる三者協議会で、「らい

療養所附設の保育所に収容中の児童を一般の学校に通学させるべき」という基本態度が決定された。

　しかし、PTA通学反対派（以下、「PTA反対派」）は2月28日に、「癩未発病児童黒髪校入学反対有志会」の名の下で反対集会を開催する。3月1日には校区内の町民大会で通学反対決議が出される。

　他方、熊本地方法務局、市教委、菊池恵楓園からなる三者協議会では、「昭和29年4月以降龍田寮児童を全面的に黒髪小学校本校に通学させること、恵楓園は龍田寮児童の健康管理を一層厳密にすること」という基本方針が決定された。しかし、PTA総会は反対の態度を強化させる。

　以後、龍田寮のこどもの通学に賛成の立場をとる市教委、熊本地方法務局らは、龍田寮のこども全員の通学を決定とする声明を出したり、その旨に理解を求める声明を出したりするが、PTA反対派は龍田寮児童の通学を許可すれば休校に踏み切る旨を決議、通学反対を掲げる町民大会を開催し、デモ行進を敢

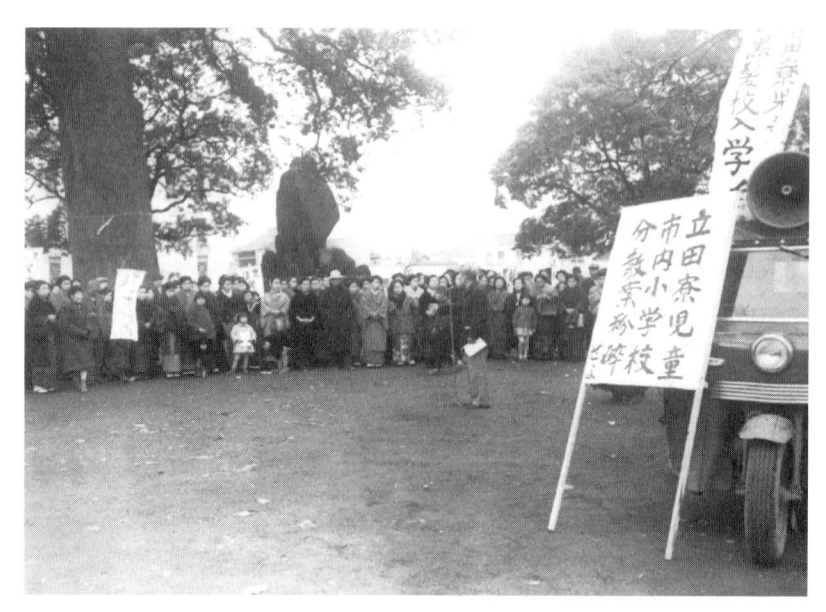

通学反対派の集会

行した。

賛成の立場と反対の立場の入学前後のやりとり

　4月に入り入学式が迫るなか、市教委は「入学式から新1年生だけ4名全員を通学させ、2年生以上は5、6月頃、健康診断を行ったうえで通学させる」と方針転換を図り、入学式前日にPTA反対派に対し「健康診断の結果、明日より通学」と通告する。PTA反対派はこれを拒否し、同夜の町民大会で同盟休校（抗議のための、示し合わせての欠席）を決議する。

　4月8日の入学式には龍田寮から4名の新1年生が登校したものの、同盟休校のため登校児童数がわずか76名となり、臨時休校の措置が取られる。以降、熊本地方法務局からPTA会長に対し警告が出されたことなどもあり、登校児童数は増えていくが、PTA反対派は欠席児童のための寺子屋教室を校区内各所に開設する。

　4月14日になって市議会文教委員会が菊池恵楓園に対し、調停案を提示する。これは、新1年生4名に対し、ハンセン病に感染していないことを証明するため、精密検査を行ったうえで通学させることにする、この検査結果が出るまでの間は龍田寮がこどもたちを引き取る、というものだった。園長は「筋の通らぬ調停」としてこれを拒否するが、法務、文部、厚生の3省は、第2回目の協議で市議会文教委の調停案を事実上認める。

　上の調停案を受けて市議会文教委は、市教委を通じて黒髪小学校へ、事態収拾のために10日間の休校を指令し、その間に問題の解決を図るという調停案を決定し、声明を出す。市教委はこれを踏まえ、「黒髪校を1週間ないし10日間休校すること、その間龍田寮児童4名の新入生に対する再診査を行う」という黒髪校同盟休校解決案を発表する。

　4月22日、市教委長および市議会文教委長が菊池恵楓園を訪問し、解決案について協力を要請する。園側は協力に応じることの条件として、「竜田寮児童の黒髪校通学については、熊本市教委の決定の完全な実施を期待し、2年生以上21名の竜田寮児童をこの際黒髪校本校に通学させること」、「こどもたちの診

察はらい予防法に抵触しない範囲で実施されること」、「こどもたちがハンセン病患者であるかのように危険呼ばわりし、ことさらに嫌悪恐怖感をあおるような一切の行為と登校への自由意志を抑圧する一切の活動の即時停止」などを挙げた。

通学に賛成するPTA有志

PTAのなかには、龍田寮のこどもたちの通学に賛成する人たちもいた。1954（昭和29）年4月26日、通学に賛成する有志（以下、「PTA賛成派」）は「市教委は既定方針に邁進すること」、「調停期間中の通学反対派町民集会については責任を追及し警告を発すること」、「PTA総会という名目で開催される反対派の行動を徹底的に取り締まること」、「反対派父兄に対し調停者は強力な指導をすること」、「長期休校を無意義なものとする事は絶対に許されないこと」などとする声明を出した。

しかし、PTAの多数は通学反対派であった。同4月30日、龍田寮のこどもたちを診察した熊本大学病院は、「4名のうち3名は健康、1名は癩の症状はないが注意を要する」と判定する。これを受け、PTA反対派は4名全員の通学拒否を主張する。市議会文教委は「3名本校、1名分教場通学が適当」との声明を出す。5月1日には市教委に対し、「龍田寮児童の中、3名は黒髪校本校に通学せしめることが適当で、教委はそれで善処すること」との調停案を通告するが、PTA総会は、4名ともに対する通学拒否および同盟休校（賛成派児童を除く）を決議する。

憤る菊池恵楓園入園者

この決議を受けて、5月4日には菊池恵楓園で入園者大会が開かれ、参加者は来園していた市教委全委員に4名全員の通学を陳情する。翌日、PTA反対派が市内で公聴会を開催したので、入園者は外出しての直接陳情の許可を園に求めた。

5月6日に市教委は「3名本校、1名分教場」の調停案の受諾を決定し、発表

する。菊池恵楓園長宮崎松記は「伝染の危険なきものは当然教育上の機会均等が与えられるべきもので、通学を拒否されることは重大なる人権の侵害と言わなければならない。今後あくまで合法的にこの通学問題の実現を期す」との声明を出す。4名全員の通学を願う入園者は憤激し、外出許可を再度要請するが、園は必死の説得によりこれを鎮静する。

　熊本地方法務局は市教委の声明発表について、「同決定は矛盾したものであり、4名とも通学させるべきである」との正式見解を発表する。局長と人権擁護課長が菊池恵楓園を訪問し、全入園者に直接行動の自粛を要望する。

休校の解除と入園者のハンスト、黒髪会の結成

　5月7日、市教委の指示により休校が解除され黒髪小学校が再開する。寮児童のうち3名は登校、残り1名は分教場出席。反対派の同盟休校は一応解かれたが、14日より入園者1名が通学促進のためハンストを開始する。ハンストは18日に入園者が園の説得に応じて中止するまで続いた。

　5月30日に熊本地方法務局長は市教委長に対し「3名の通学は、なお問題は残されるにしても、当時の事情としてはやむを得ざるもの」としたうえで、「分教場に残された1年生の1名と2年生以上21名が通学できるよう特別の配慮」を要望し、翌日には児童全員の通学許可を要望した。

　6月2日には第19回国会衆議院文部委員会において黒髪校の問題に関する質疑応答があった。

　10日にはPTA反対派が龍田寮解消を目的とする「黒髪会」の結成を提唱し、会は7月18日に結成された。龍田寮をなくせば、療児たちは生活の場を失い、各地の親族や児童施設にもらわれていく、そうなると、通学問題といったようなことは二度と起きない。こう考えられた。

　7月24日、法務省人権擁護局第二課長が菊池恵楓園を訪問し、事情を聴取する。8月2日〜3日にかけて、熊本に来ていた厚生大臣に対し、反対派が龍田寮解消を、賛成派が問題解決促進をそれぞれ陳情する。

　菊池恵楓園長宮崎松記は8月10日、熊本地方法務局長に対し、「遅くとも9

月1日から始まる第2学期から龍田寮全児童の黒髪小学校本校通学が実現されるものと期待してよいか、実現困難とすればその理由はなにか、実現不可能であれば、いつ、いかなる方法で解決願えるか」を市教委に確かめるよう要請する。

　これを受けて、市教委は、熊本地方法務局宛てに、「9月1日予定の通学については、当初の基本線は堅持するものの、客観情勢が未だ十分成熟していないので、このまま実施すれば、静かなるべき児童教育上再び混乱惹起が憂慮されることから、現在の段階においては実施困難であり、客観情勢の好転を期待して善処したい」ので、通学は不許可、という旨を回答する。黒髪会はこの市教委の決定を支持し、反対運動の強化を強調する。

　これに対し、恵楓園長は、「市教委は9月からの通学不許可について、公的機関として熊本市民並びに全国民が納得いくような理由を詳細明確に発表する義務がある」という声明を発表した。8月30日にはPTA賛成派代表が、通学不許可決定について市教委長宛てに抗議を行う。翌日には熊本に来ていた文部大臣に早期解決を陳情した。文部大臣は、県庁での記者会見で、「地元の話合いで円満解決を望む」と語った。

国会での問答と苛烈さを増す対立

　9月16日、PTA賛成派代表が国会陳情のために上京し、9月20日、参議院文部委員会(以下、「文部委」)が問題解決に乗り出す方針を決定する。23日に参議院文部委理事会は、10月7日に開催予定の委員会に参考人として賛成派代表1名、反対派のPTA会長、市教委長、園長の4名を喚問と決定する。

　それを控えて、賛成派は9月27日、黒髪校区内で国会陳情報告会を主催するが、反対派による激しい妨害に遭い、弁士に対する傷害事件の発生など、緊迫した空気のなかに終わる。賛成派は傷害事件について「厳重反省と陳謝を要望」する旨を声明し、入園者代表も同様の声明を出す。

　10月7日、参議院文部委が開催される。参考人に反対派1名が追加され、各参考人より意見聴取が行われる。同夜、同委員長の斡旋により懇談の結果、

「現地で自主解決のため協力」ということで意見の一致をみる。

龍田寮解散案

　10月16日、菊池恵楓園に市教委長らが来園し、「解決は来年4月まで延期」と伝える。そして、「明春、新入学児の内2名を黒髪本校に、他は分教場に」という第1回解決案を再提示するが、園側はこの案を受諾しなかった。これを受け、後日、市教委長は第1回解決案を修正し、「新入学児および新3年生を市内一般小学校に通学させる」という第2回案を提示する。園側は「黒髪本校に」という希望を付して市教委長に再考を求めた。

　11月2日、市教委長らが園を再び訪問し、「問題の解決を昭和30〔1955——引用者〕年度の新学期まで先送りし、その新学期の段階で、黒髪小学校に入学した現1年生を除いて、新1年生と3年生を、黒髪小学校を含む学区内の一般小学校に通学させ、新4年生以上は従来通り分教場（龍田寮）で教育する、分教場は昭和32〔1957——引用者〕年度限りで廃止する」という第3回解決案を提示した。PTA賛成派と菊池恵楓園自治会はやむをえずこの案を受諾する。

　11月14日には市教委がこの第3回案を骨子とする解決原案（9項目案）を提示する。翌日、市教委長が菊池恵楓園を訪問し、上記原案について入園者・関係者と懇談し、説得にあたる。

　1955（昭和30）年1月12日、PTA臨時総会が開催され、通学反対派は市教委から提示の9項目案を拒否することを決定する。学外に自習場を設けて、こどもたちを学校に登校させないように強行した同盟休校の再開をほのめかし、「龍田寮からの直接通学反対」を市教委宛てに申し入れる。19日には再度申し入れを行ったうえで、市教委長の自宅を深夜集団訪問し、反対陳情を行う。さらに21日には反対派約150名が市教委案に反対を申し入れる。これに対し、市教委長は「9項目案が拒否されたため逐年入学の基本案に戻った」と事情を説明し、協力を要望する。この際、「龍田寮に代わる新養護施設の設置」という解決試案の存在が判明する。

　1月23日、PTAは総会で市教委再提示の9項目案および基本案を全面拒否、

会長試案を支持し、「猛省せざれば市教委の暴挙に総力で斗う」という文言のある要望書案を可決する。翌日には、入園者が市教委長宛てに基本案貫徹を要望する。その翌日、PTA反対派実行委員会は要望書を市教委長へ手渡し、「今後の事態は市教委の責任」と強調する。市教委長は逐年入学の基本案を譲らず、交渉は決裂する。

　１月26日、PTA反対派実行委員会は、文書をもって「市教委との実力斗争」を各家庭に呼びかける。

　文部省は市教委長と電話連絡し、基本案堅持の市教委の態度を了承し、全面支持を表明する。他方で、翌日夜には、PTA反対派が町民大会で篝火を焚き、校庭において「反対派ののろし」をあげる。

反対派によるハンストの決行

　1955（昭和30）年１月29日、PTA賛成派は熊本市公会堂で真相発表会を開催し、市教委基本案の支持を市民に訴える。反対派も市内公園で発表会を開き、市教委および賛成派を攻撃する。１月31日には市教委から黒髪校長宛てに、寮児を含む入学通知書が送付されるが、それを知った反対派は翌日、対策を協議し、「死を賭して市教委の猛省を促す」と決議する。２月２日から反対派委員３名が市教委事務局の玄関前で無期限ハンストに入る。ハンストは２月８日まで続くことになる。

　ハンスト開始を受け、市教委長は「既定方針は変えぬ」と言明する。翌日、入園者が「あくまでも基本案堅持」と市教委宛てに要望する。翌々日には市教委長がPTA会長と打開策を協議し、市内養護施設宛てに「寮児を他施設へ分散の上通学させること」に協力を要請する。反対派はハンスト第２陣を編成し、各市教委員自宅前に座り込みをも辞さぬ態勢に入る。賛成派は「ハンスト放置は正義の妨害」と声明するが、２月５日にPTA会長は「ハンストを放置しておらぬ」と反駁する。

　２月６日にはハンスト者に衰弱がみられ始める。市教委は熊本北署にハンスト者保護を依頼するも、同署は「介入の段階にあらず」と拒否する。他方で、

PTAは総会を開催し、「状況次第で同盟休校、方法、時期は委員に一任」と決議する。

2月7日、市議会文教委は緊急会議を開き、市教委を非難し、「ハンストの早期解除、白紙の立場で解決を第三者に委任すべし」との声明を出す。PTA会長が、新養護施設までの間、「新1年生は理解ある第三者家庭から本校通学、新2年生はそのまま、新3年生以上は分教場」なる暫定案を発表する。反対派はこれを支持し、入園者は拒否する。高橋守雄熊本商科大学、鰐淵健之熊本大学両学長が調停に乗り出す。

2月8日、関係者は共同で、上記両学長の調停でPTA反対派と入園者双方の受け入れに「明るい見通しがついた」と発表し、PTA反対派、入園者双方に調停案の受け入れの説得を開始する。同夜にハンストが打ち切られる。

4月18日に1週間遅れで挙行された入学式に、熊本商科大学の施設に移った龍田寮の新1年生が出席する。

翌1956（昭和31）年3月、熊本商科大学の施設に引き取られていた1年生3名が龍田寮に戻り、龍田寮から通学する。恵楓園長は「今後、引続き徐々に分散に努力する」旨の方針を示す。

4月になるが、新1年生はなかった。3月末に11名の児童が親族や養護施設に引き取られた結果、4月以降の龍田寮在籍のこどもは9名となる。

翌1957（昭和32）年3月26日、結核性疾患で結核の国立療養所である再春荘に入院中の1名を残して全児童の分散が終了した後、龍田寮は廃止され、建物は熊本市に譲渡された。

以上が黒髪校事件の顛末である。

通学反対派と「無らい県運動」

通学賛成派の指摘するように、反対派の言動は、1953（昭和28）年に旧予防法を改正して制定されたものの強制隔離政策を廃止するどころか逆に強化した「らい予防法」でさえ認めないところのものだった。同法はその第3条で、「何人も、患者又は患者と親族関係にある者に対して、そのゆえをもって不当な差

別的取扱をしてはならない」と規定していたからである。

　反対派はそのことを承知のうえで、なぜこのような法律違反の主張を行ったのであろうか。これには、官民一体になって展開された「無らい県運動」が大きく与っていたといえよう。

　「無らい県運動」は、周知のように「社会浄化」と「同情」をその精神的な柱としていた。この「社会浄化」の行きつく先が、反対派の言動に典型的にみられるような、「らい予防法」さえも逸脱した言動であった。たとえば、次のような言動がそれである。

> 「龍田寮児童は絶対健康児ではなく、要観察児童であり、いつ発病するかも知れぬ児童であると思はれる。又癩の医学そのものが、まだ未解明の部分の多い現在の状態に於て、例え、学校に於て、健康管理等が行われても、完全な予防の実績を挙げ得るや甚だ心もとなく、父兄の不安、焦燥は益々増大するばかりである。故に吾々は当初の主張通り、龍田寮分校を整備拡充して、該当児童を寮内施設に於て教育するのが、一番適切な方法であると思考する。然るに恵楓園側は自ら発表した発病者の実績を無視して、『龍田寮児童は絶対に健康児なり』と提言し、新聞・雑誌等の言論機関を駆使して、皮相な人道論と、公式的な科学万能主義を社会に流布させ、吾々の立場を窮地に追ひ込む作戦を探りつゝあるのである。」、「本問題の根源である龍田寮を黒髪地区よりなくし清潔なそして健全なる教育の場として黒髪校を守り抜くため努力しなければなりません。」[5]

　「社会浄化」の担い手が官民一体に広がり、菊池恵楓園長宮崎松記のような「癩医学」の「専門家」だけではなく、「癩医学」に乏しい「民衆」によっても唱えられるようになれば、当然のことながら、「社会浄化」の内容が「癩医学」に基づくそれから「不安感」に基づくそれへと大きく変質することは必定であった。

　その不安感こそが人々を「無らい県運動」に駆り立てる原動力になったともいえよう。

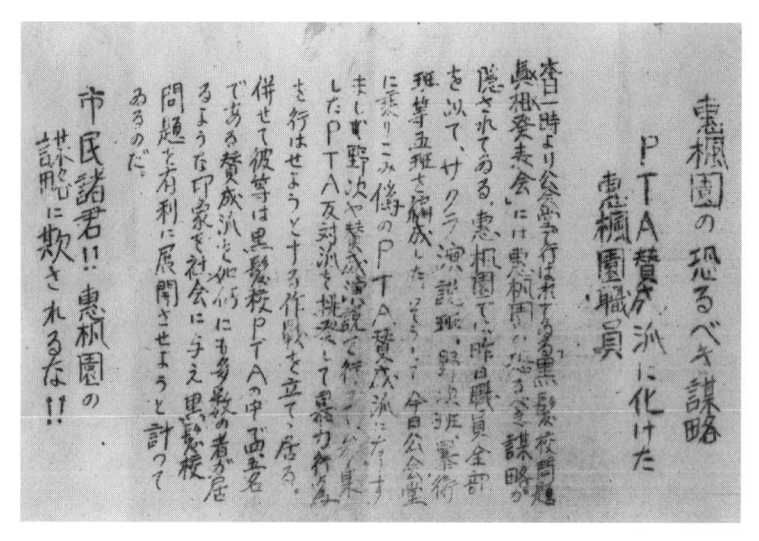

通学反対派のビラ

　宮崎らの唱える「癩医学」は、国際的には非科学的で虚偽に充ちていた。「癩予防法」の改正問題が浮上した1951（昭和26）年11月8日の参議院厚生委員会において、林芳信（多磨全生園長）、光田健輔（長島愛生園長）、宮崎松記（恵楓園長）の三園長は、プロミンの登場によりハンセン病が治る時代となっていたにもかかわらず、隔離の強化と患者への懲戒規定の強化を主張して法改正を強く求めた。この「三園長証言」のなかで、宮崎は次のようにも発言している。

　「これも熊本県下某村において起つた事件でありまして、収容の通知を受けました患者が、自分が癩であるということがわかつたのは、衛生主任がこれを県に報告したからだということを逆恨みいたしまして、一家謀殺を企てて、ダイナマイトをその衛生主任の家にぶち込んだのであります。幸い傷害で済みまして、死亡には至りませんでした。これは検事が直ちに起訴をいたしまして、現に私の所で収容いたしております。第一回の公判を九月の末にやりました。第二回の公判をこの十日にやることになつております。」

「癩の治療医学は最近非常に進歩して参りまして、……私ども今までにない画期的な希望を持つております。併し何んと申しましても癩の特異性がございまして、癩のこの病変は体表面に主として病変が起りまして、このために癩が或る程度進みますれば、物資欠損が起つて参りますし、又畸形を生じて参ります。それから強度の瘢痕が出て参りまして、如何に特効的な治療薬ができましても、すでに欠損した身体の一部分は再生して参りませんし、畸形になつた部分は元に復するということは困難であります。結局或る限度を超しますと如何に癩を治療いたしまして、私どもが医学的にこれは治癒したと申しましても社会復帰ができない状態になります。結局医学的には治癒することになりましても、社会的復帰ができないということは、不治と同じであります。」

この非科学的で社会防衛色の強い「らい医学」でさえも、反対派にとっては「皮相な人道論」、「公式的な科学万能主義」でしかなかったところに「無らい県運動」の恐ろしさがあった。

反対派の言動は、このように「らい予防法」でさえも認めないところのものであった。それにもかかわらず、PTAの多数を占めたのは通学反対派であり、賛成派の支持者は少数にとどまった。反対派の主張通りに龍田寮は廃止され、龍田寮児は黒髪校区外の各地の施設に分散収容されていった。これには反対派の政治力が大きく影響した。この政治力のために市教委が通学賛成の姿勢を次から次へと後退させていったことも大きかった。

通学賛成派と「無らい県運動」

「無らい県運動」の影響を受けたのは通学反対派だけではなかった。賛成派の言動のなかにも「無らい県運動」の浸透が認められた。賛成派も、「らい予防法」とこれによる強制隔離政策、そして、それらの帰結である非科学的で虚偽に充ちた「らい医学」を、所与の前提としていたのである。

たとえば、「今春世間の耳目をひいた龍田寮児童の黒髪小学校通学問題は、

憲法、教育基本法、癩（ママ）予防法に守られ、圧倒的な世論の支持を受け、市教委も一度全面通学と決定」などの主張にみられるように、「らい予防法」をもって反対派を非難する論拠のひとつとしていたからである。「らい予防法」は強制隔離政策を合法化する半面、「何人も、患者又は患者と親族関係にある者に対して、そのゆえをもつて不当な差別的取扱をしてはならない」（第３条）との規定を有しており、この規定などが反対派を非難する論拠にされていたのである。憲法も引用されているが、念頭に置かれているのは第26条第１項の「国民の教育を受ける権利」で、強制隔離政策は憲法違反だという視点は微塵もうかがえない。

　他方、「らい医学」についても、次のように説かれている。

　　「龍田寮児童の黒髪校通学問題については、我々は癩医学を信頼し、法律の正しい実施のために、反対派PTAに当初から理解と同情を懇請し続けて来た。然るに一般父兄への啓蒙運動さえ終始拒否され、総会その他の会合にも賛成者側の発言は不当に制圧され、遂に反対派は、拒否運動を町内会に切り替え、その政治力により市教委にさえ牽制を加えて通学を妥当なりと認むる基本原則の実施を躊躇させ、PTA間の話し合いは全く不能の状態に立至った。」、「我々は、癩予防の国策、教育、人権の自由、差別待遇の排除、のために、やむなく国会に陳情し、その経過報告会を九月二十七日に開催したのである。」

　このように、宮崎松記などの唱える「らい医学」は反対派を非難する最大の論拠とされている。「らい医学」の非科学性ないし虚偽性については何ら問題とされていない。

　「同情」論をもって反対派を非難する大きな論拠とされている点も問題といえよう。賛成派においても、「不遇なる全国同病者並びにその家族の生活を脅かす深刻なる問題である」、「私達は同じ人の親として、かかる差別的待遇をうくる寮児の父兄患者に同情の念なきをえない。しかもこれら父兄は自ら立って反

対の反対運動をとる自由ももたぬ人たちである。よって私達はこれらの人々に代って正しいものの実現に努力を誓うのである。既に参議院文部委員会は快く我々の陳情を受諾した。引き続き衆議院の文部、法務、厚生委員会も虐げられるもののために立上がる筈である」などと説かれているからである。患者らがこの「同情」論批判に向かった場合、賛成派の態度が、「同情」から「反感」ないし「敵意」に転じないという保証はなかった。

　その意味では、通学反対派と通学賛成派の争いは、「無らい県運動」の枠内での「争い」という側面が強かった。「らい予防法」および「らい医学」に基づく「社会浄化」ないし「同情」か、それとも「らい予防法」および「らい医学」さえをも超えた「不安感」に基づく「社会浄化」ないし「同情」か、という点がそれであった。

　事件の少し前には、「癩予防法」の改正が問題となり、療養所入所者らは、1953（昭和28）年３月に内閣が国会に提出した「らい予防法案」を入手すると、旧法と比べてほとんど改善されていないとして強く反発し、「予防法闘争」と呼ばれるハンストや作業スト、国会議事堂前での座り込みなどの激しい抗議行動に入っていた。黒髪校事件の本質も、これにかかわっていた。しかし、通学賛成派においてもこの点が認識されることはなかった。それはマスメディアなどにおいても同様であった。

　通学賛成派が内包する本質的な矛盾は、後に2003（平成15）年から2004（平成16）年にかけて起こった「温泉ホテル宿泊拒否事件」で顕在化することになる。

第３章　温泉ホテル宿泊拒否事件

　2003（平成15）年９月17日、熊本県は、国立ハンセン病療養所菊池恵楓園入所者の「ふるさと訪問事業」の催行にあたり熊本県内の某温泉ホテルに恵楓園の入所者18名と付添い４名の宿泊を予約した。11月18日から一泊する予定で、この事業は過去に何度も催行されていた。入所者であることは温泉ホテルに知らせていなかった。

　11月13日になって、事情を知った同ホテルから「他の宿泊客への迷惑」などを

理由に宿泊を遠慮するように申し入れがあった。翌14日、県担当者が親会社へ出向き、ハンセン病についての理解を求めたが、ホテルは方針を変えなかった。

　そこで、熊本県知事潮谷義子（当時）からの抗議文を県職員が手渡し、宿泊拒否の撤回を求めたが、ホテルは応じなかった。そのため、熊本県庁は、11月18日に熊本地方法務局へ報告を行い、熊本地方検察庁も、人権侵害ならびに旅館業法違反の疑いにより調査を開始した。

　営業停止処分については県内でも賛否両論があったが、県は、翌2004年2月16日、同ホテルを旅館業法違反により営業停止処分とする方針を発表した。

　ホテル親会社は、同日、同ホテルの廃業を表明するとともに、3月12日に記者会見を行った。記者会見で、会社側弁護士は、「加害者は県で、被害者は元患者とホテル」であるとしたうえで、「訴状も用意し真剣に訴訟を準備したが、（処分を呑んだのは）真実が明らかになることで、傷つく人が出るのは避けられないためだ」と説明した。

　県は、同ホテルに対し、3月15日から17日までの3日間の営業停止処分を決定した。熊本地方検察庁も3月29日、会社社長、ホテル総支配人、会社を旅館業法違反で略式起訴し、熊本地方裁判所は三者に対し罰金2万円の略式命令を下した。

　以上が事件の概要である。ホテル側の態度にもまして重要なことは、この宿泊拒否事件において、入所者らは被害者であったにもかかわらず、一般市民のなかには入所者らを誹謗中傷する者が少なからずいたということである。ホテル側の形だけの謝罪を入所者自治会が拒否し、この拒否がマスメディアを通じて報道されると、誹謗中傷の文書などが自治会に殺到した。菊池恵楓園入所者自治会長は、中傷する手紙の内容の酷さについて、2003年12月24日に福岡市内で開催された読売新聞西部本社主催のシンポジウムにおいて、次のように語っている。

　「私たちはこの一カ月余り、美しい日本語のなかにこれほどにも人を中傷

し、さげすむ言葉があったのか、と思うほど、ひどい言動を浴びせられ続けた。詳しくは言いたくはないが、ひどいものだった。例えば、後遺症のひどい人の写真をはがきの中央に張り付け、矢印で指し示して言いたい放題書いてあったものがあった。ありったけの汚い言葉を駆使したものもあった。別の温泉へ行ったところ、今度はそこへの攻撃がはじまり、『あそこには泊らないようにキャンペーンを』というような動きが出た。」

　このようにみてくると、黒髪校事件は決して過去の事件ではないのである。

第4章　今も深刻な差別偏見と多様な正当化のロジック

　ここで取り上げたハンセン病に係る差別事件は3つだけだが、それ以外にも、無数の事件が各地で患者・元患者および家族を襲った。1951（昭和26）年には山梨一家心中事件も起こっている。療養所内で自殺（自死）した人も少なくない。日本国憲法第99条は「天皇又は摂政及び国務大臣、国会議員、裁判官その他の公務員は、この憲法を尊重し擁護する義務を負ふ」とうたっている。日本国憲法の三本柱のひとつたる「基本的人権の尊重」についても擁護義務を負うことになる。この義務を負う立法、行政、司法を担う者たちが、国の誤ったハンセン病強制隔離政策とそれを下支えした「無らい県運動」によって作出・助長されたハンセン病に係る差別偏見のために、ハンセン病患者・元患者・家族については、その基本的人権の擁護にではなく、その侵害に回ったというところに、この差別偏見の深刻さがあった。こどもを守るべき学校も差別する立場に転じた。黒髪校事件にみられるように、地域住民は、「無らい県運動」の最前線に立って、日本国憲法、教育基本法などに明らかに違反し、療養所入所者らのみならず、国、自治体、療養所長らの抑止をも無視し、「らい予防法」からもはるかに逸脱した言動を集団、あるいは個人として日常的に行った。この力に押されて、行政によって逸脱行為が黙認される場合も少なくなかった。

　「らい予防法」（＝強制隔離政策）の廃止後も、差別偏見が依然として深刻なこ

とは、「温泉ホテル宿泊拒否事件」で証明されたところである。「無らい県運動」の影響は今も強いといえる。「黒髪校事件」と「温泉ホテル宿泊拒否事件」には共通するところが多数見受けられるからである。2019（令和１）年６月28日に言い渡されたハンセン病家族訴訟熊本地裁判決では、厚生（労働）大臣のみならず、法務大臣、文部（科学）大臣についても、ハンセン病にかかる「差別」を除去する義務を怠ったとして、国家賠償法上の違法性が認められるとされた。他方で、「平成14年［2002年、元患者賠償法成立後―引用者］以降に差別等があったとしてもそれをもってハンセン病隔離政策等に基づくということはできない」とされ、2002年以降の損害は国家賠償の対象外とされた。しかし、この判断が間違っていたことは明らかであろう。

　ただし、人々の具体的な差別言動、そして、差別を正当化するロジック（論理）は、必ずしも常に同じではない。時代の変化に伴って、その影響を受ける。ハンセン病にかかる差別偏見の場合も同様である。温泉ホテル宿泊拒否事件では、黒髪校事件ではみられなかった正当化のロジックが出てきている。差別偏見を正当化するロジックを打ち破ることが差別偏見をなくしていくうえで大きな意味を持つため、この異同の正確な理解は欠かせないといえる。

第 **4** 部

ハンセン病問題をめぐる一連の裁判

- なぜ、入所者は「らい予防法」違憲国賠訴訟に踏み切ったのか。
- 提訴に反対する入所者が少なくなかったのはなぜか。
- なぜ、家族訴訟が提訴されたのか。
- 家族訴訟判決は「勝訴」ではないという原告がいるが、それはなぜか。
- 判決でも残された問題とは何か。
- それらの問題はもう解決しているのか。

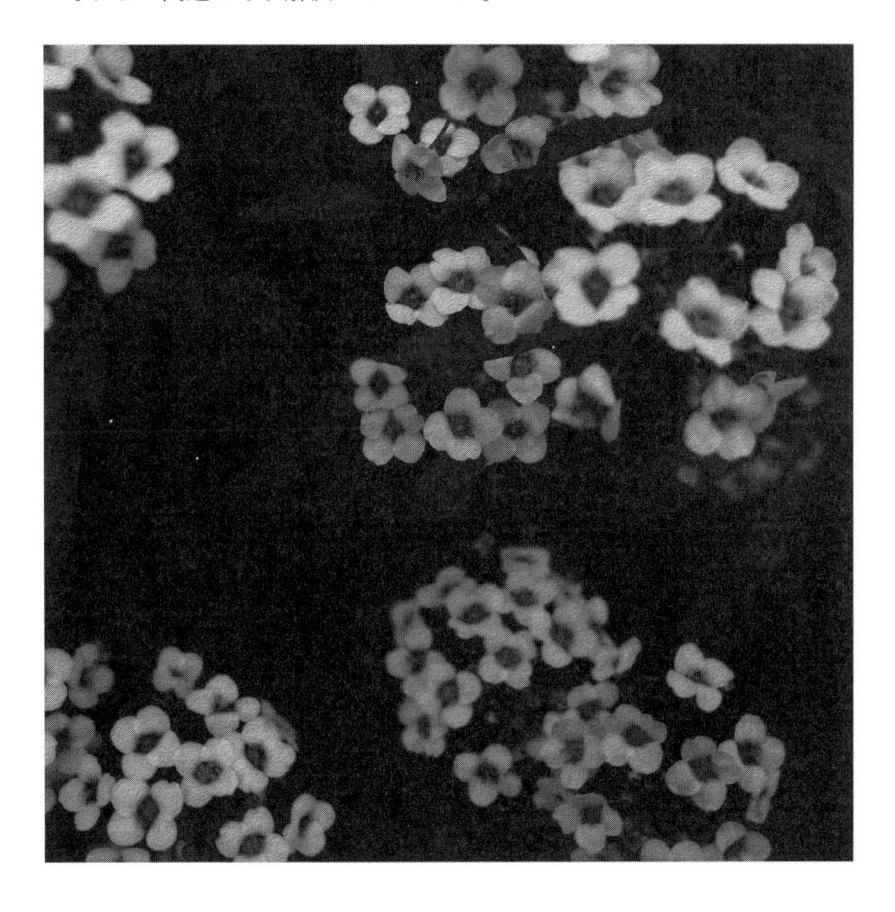

第１章　「らい予防法」違憲国賠訴訟

訴訟の前段

　「第１部　戦前・戦中のハンセン病問題の歴史」で見たように、「らい予防法」は1996（平成８）年に廃止されたが、法廃止にあたって国は強制隔離が間違っていたとは認めなかった。当時の厚生大臣による謝罪はあったが、法廃止が遅れたことだけを詫びるもので、いつまでに廃止すべきだったかは明らかにされなかった。国の責任は何ら明確にされなかった。

　強制隔離を受けた者への賠償についての言葉もまったくなかった。隔離の壁を越えて社会に復帰するにはすでに多くの者が高齢に達し、ハンセン病特有の後遺症も抱えていた。家族から切り離された入所者を引き取る親族はなく、入所者などの多くにはこどももいなかった。社会にはまだハンセン病に対する根強い偏見と差別が存在した。何らかの援助がなければ、社会復帰は望めなかった。

　そのようななかで「『らい予防法』違憲国賠訴訟」のきっかけとなったのは、「らい予防法」廃止の翌年の1997（平成９）年の秋に開催された、「人権の回復を求めて」と題されたあるハンセン病問題シンポジウムだった。

　九州弁護士会連合会人権擁護委員会と九州大学法学部の共催で、九州大学キャンパス内で開催されたこのシンポジウムの事務局を担ったのは、筆者のゼミ生たちであった。テーマは入所者の方たちの「社会復帰」で、国は社会復帰のためにどのような支援を行うべきかというものであった。

　法学部に社会福祉法の実務家教員として赴任してきていた厚生省のキャリアの方も、パネリストの一員に加わった。その彼が、前例に鑑みると社会復帰にかかる支援金の額は１人当たり100万円が相当で、上乗せしても150万円が上限だと語ったところ、会場に詰めかけていた菊池恵楓園などの入所者の方々から強いブーイング（不満の叫び）が起こった。

「そんな話になるのは、ハンセン病強制隔離政策の過ちを国が認めていないからだ。我々は、『「らい予防法」違憲国賠訴訟』を提訴することにする。そして、違憲判決を得たうえで、改めて国に対し、社会復帰の支援策を問いただすことにしたい。」

パネリストの入所者自治会の役員の方がこう決意表明された。

第1次原告は13人

1996（平成8）年の「らい予防法」廃止まで、変更されることなく継続された国のハンセン病強制隔離政策は違憲・違法で、これに係る国家賠償責任について、厚生大臣および国会議員は共同不法行為の関係に立つというのが、訴訟の骨子とされた。

このようにして「『らい予防法』違憲国賠訴訟」を提訴することが決まったが、準備は難航した。理由のひとつは、らい予防法が違憲だということの論拠づけにあった。いろいろ文献を探しても、そういった法学者の論考はまったくなかったからである。このテーマに挑んだのは、ゼミ生のひとりであった。彼は大学院に進み、修士論文のテーマに「らい予防法の違憲性」を選んだ。彼の修士論文は、「らい予防法」違憲国賠訴訟弁護団においても「違憲」主張を構築するにあたっての参考にされた。

1998（平成10）年3月、国はようやく社会復帰策を明らかにした。療養所の退所を望む者には合計150万円を支給するというもので、後にこれは250万円に引き上げられたが、それ以外は何の補償もない。退所を決意した者はわずかだった。療養所の統廃合を含めた療養所の将来構想の話も出ていたが、およそ90年にわたる強制隔離により辛酸を舐めさせられてきた者にとって、「らい予防法」の廃止は、何ら新しいものをもたらすものではなかった。

そのようななか、同年7月31日、国立ハンセン病療養所の星塚敬愛園（鹿児島県鹿屋市）と菊池恵楓園（当時、熊本県菊池郡合志町）の入所者13人が、国を相

手取り熊本地方裁判所に「『らい予防法』違憲国家賠償請求訴訟」を起こした。違憲の理由は次のようなものだった。

> 「ハンセン病患者に対する絶対隔離絶滅政策は、優生思想を背景とした民族浄化論に基づくものであり、基本的人権の尊重を理念とする日本国憲法の下で、患者の絶滅、社会的抹殺を図るという政策目的に合理性が認められる余地はない。」「伝染予防対策を採るとしても、比較的感染のおそれが高いとされる乳幼児に対する家庭内感染を避けるための措置を取る程度で十分であり、絶対隔離絶滅政策がハンセン病予防という目的に照らして極めて過剰な人権侵害であったことは明らかである。」

　この提訴が訴訟の始まりであった。しかし、裁判を起こすことは容易ではなかった。入所者は国立療養所の中で国費に支えられて生活している、自分たちの生活を支えている国に対して裁判を起こすことができるのか。「裁判を起こしたら園から追い出される」と本気で思っていた者も多かった。そんななかで13人が立ち上がった。孤立を恐れず、人間としての誇りをかけた提訴だった。
　その後、９月27日には国立療養所長島愛生園の元患者11人が岡山地方裁判所に提訴するなど、提訴が相次いだ。12月16日には82人が熊本地方裁判所に第７次提訴を行った。
　この時点で、全国で303人の元患者が国を提訴していた。
　最初の判決が出たときには、全国13カ所の国立ハンセン病療養所入所者4,500余人のうち、過半数が原告になっていた。

厚生省の行政不作為は違法

　2001（平成13）年５月11日、熊本地方裁判所は原告勝訴（正確には一部認容、一部棄却）の判決を下した。地裁判決は、ハンセン病強制隔離政策を変更しなかったことを不法とし、隔離の必要性について、次のように判示した。

「厚生省は、新法［らい予防法—引用者］の下で、ハンセン病患者の隔離政策を遂行してきたものであるが、いうまでもなく、患者の隔離は、患者に対し、継続的で極めて重大な人権の制限を強いるものであるから、すべての個人に対し侵すことのできない永久の権利として基本的人権を保障し、これを公共の福祉に反しない限り国政の上で最大限に尊重することを要求する現憲法の下において、その実施をするに当たっては、最大限の慎重さをもって臨むべきであり、少なくとも、ハンセン病予防という公衆衛生上の見地からの必要性（以下『隔離の必要性』という。）を認め得る限度で許されるべきものである。新法 6 条 1 項が、伝染させるおそれがある患者について、ハンセン病予防上必要があると認められる場合に限って、入所勧奨を行うことができるとしているのも、その趣旨を含むものと解されるところである。また、右の隔離の必要性の判断は、医学的知見やハンセン病の蔓延状況の変化等によって異なり得るものであるから、その時々の最新の医学的知見に基づき、その時点までの蔓延状況、個々の患者の伝染のおそれの強弱等を考慮しつつ、隔離のもたらす人権の制限の重大性に配意して、十分に慎重になされるべきであり、もちろん、患者に伝染のおそれがあることのみによって隔離の必要性が肯定されるものではない」

「新法制定当時においては、スルフォン剤治療による再発の頻度がいまだ明らかになっておらず、スルフォン剤の評価が完全に確定的になったとまでいえる状況ではなかったこと、昭和 27 年［1952 年—引用者］の WHO『第 1 回らい専門委員会』の報告をはじめ、国内外のハンセン病医学の専門家の意見としても、隔離政策を完全に否定するところまではいっていなかったことなどを考慮しても、少なくとも、病型による伝染力の強弱のいかんを問わずほとんどすべてのハンセン病患者を対象としなければならないほどの隔離の必要性は見いだし得ないというべきである」

「昭和 30 年［1955 年—引用者］に 412 人であった新発見患者数が、昭和 35 年［1960 年—引用者］には 256 人となり、新発見患者数に顕著な減少が見られたことなどを総合すると、遅くとも昭和 35 年以降においては、もは

　やハンセン病は、隔離政策を用いなければならないほどの特別の疾患ではなくなっており、病型のいかんを問わず、すべての入所者及びハンセン病患者について、隔離の必要性が失われたものといわざるを得ない」

　そして、昭和35年以降においては隔離の必要性が失われたとして、次のように判示した。

　「以上のとおりであって、遅くとも昭和 35 年以降においては、すべての入所者及びハンセン病患者について隔離の必要性が失われたというべきであるから、厚生省としては、その時点において、新法の改廃に向けた諸手続を進めることを含む隔離政策の抜本的な変換をする必要があったというべきである。そして、厚生省としては、少なくとも、すべての入所者に対し、自由に退所できることを明らかにする相当な措置を採るべきであった」

　差別偏見の除去についても、次のように判示した。

　「社会に存在する差別・偏見がハンセン病患者及び元患者に多大な苦痛を与え続け、入所者の社会復帰を妨げる大きな要因にもなっていること、また、その差別・偏見は、伝染のおそれがある患者を隔離するという政策を標榜し続ける以上、根本的には解消されないものであることにかんがみれば、厚生省としては、入所者を自由に退所させても公衆衛生上問題とならないことを社会一般に認識可能な形で明らかにするなど、社会内の差別・偏見を除去するための相当な措置を採るべきであったというべきである」
　「この点、厚生省は、特に、昭和 50 年〔1975 年―引用者〕代以降、非公式的にではあるが、外出制限規定を弾力的に運用するなど、様々な点で隔離による人権制限を緩和させていったことは一応評価できるが、新法廃止まで、新法の改廃に向けた諸手続を進めることを含む隔離政策の抜本的な変換を行ったものとは評価できない。また、厚生省は、新法廃止まで、すべ

ての入所者に対し、自由に退所できることを明らかにするなどしたことはなく、療養所外でのハンセン病医療を妨げる制度的欠陥を取り除くことなく放置し、さらには、社会一般に認識可能な形でハンセン病患者の隔離を行わないことを明らかにするなどしなかったのであるから前記の相当な措置等を採ったとも評価し得ない」

そして、厚生大臣に国賠法上の違法性があるとし、次のように判示した。

「伝染病の伝ぱ及び発生の防止等を所管事務とする厚生省を統括管理する地位にある厚生大臣は、厚生省が右のような隔離政策の抜本的な交換やそのために必要となる相当な措置を採ることなく、入所者の入所状態を漫然と放置し、新法［『らい予防法』―引用者］6条、15条の下で隔離を継続させたこと、また、ハンセン病が恐ろしい伝染病でありハンセン病患者は隔離されるべき危険な存在であるとの社会認識を放置したことにつき、法的責任を負うものというべきであり、厚生大臣の公権力の行使たる職務行為に国家賠償法上の違法性があると認めるのが相当である」
「たとえ、新法第6条1項による勧奨による入所であっても、伝染させるおそれがあり、ハンセン病予防上必要があると認められる以上、同条2項の入所命令、同条3項の直接強制を受ける可能性があることを前提とした勧奨であるから、患者に入所を拒む自由は事実上ないというべきであり、また、入所後においては、退所を制限され、新法15条による外出制限に服する点からみても、入所命令や即時強制による入所と異ならないのであって、物理的強制を伴わない入所を全くの任意入所のようにいうことはできない。原告らの入所形態や入所理由には様々なものがあるが、いずれにしても、外出制限等を伴う隔離状態に置かれていた点では変わらず、厚生大臣の行為を違法と評価することに支障となるものではない」
「被告［国―引用者］は、遅くとも、昭和50年［1975年―引用者］ころ以降は、菌陰性かどうかに関係なく、自由に退所することができたと主張する」

「昭和50年代以降、多くの療養所において、退所を強く希望する入所者に対して是が非でも退所を許可しないということはなくなったが、そのような療養所の方針が公式に表明されたことはなく、入所者にだれでも自由に退所できることが周知されていたとは認められないことなどからすれば、入所者が認識可能な形で退所の自由が認められていたのでないことは明らかである。隔離状態が徐々に緩和されていったことは、損害論では十分斟酌すべき点ではあるが、隔離政策自体は緩やかながら新法廃止まで継続されていたと認めざるを得ず、隔離政策を継続したことについての違法性

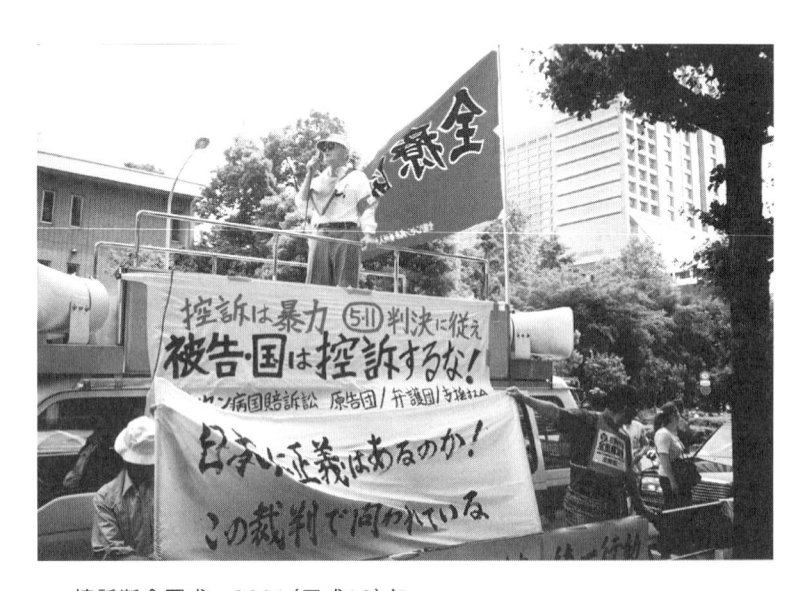

控訴断念要求　2001（平成13）年
ハンセン病政策による人権侵害の事実認定と謝罪・補償を求めて、入所者らは「らい予防法違憲国家賠償請求訴訟」を起こした。療養所に入所しなくても治療が可能になった後も、国が療養所への入所を基本とする方針を変えなかったことは、憲法違反だとする判決を得た。失った家族や生活、将来への希望が取り戻せるはずはなかったが、国による謝罪とそれをふまえた対策（補償金や名誉回復など）につながるとともに、ハンセン病に対する社会の認識が変化していくきっかけにもなった。

の判断そのものを左右するとまではいえない」

「以上のとおりであって、厚生大臣の公権力の行使たる職務行為には違法
があり、厚生大臣の過失も優にこれを認めることができる」

国連からの繰り返しの勧告にもかかわらず、日本政府は「パリ原則に基づく
国内人権機関」の設置を怠ってきた。そのため、国家の施策や国の法律などに
よって甚大な人権侵害を受けた人たちにとって、施策の転換、法律の廃止を国
に迫り、被害補償、名誉回復を求める道は提訴しかなかった。当事者にとって
はあまりにも負担が大きく、勝訴に至るには狭い狭い茨の道を通らざるをえな
かった。「らい予防法」違憲判決はこのようにして得られた一大成果であった。
原告たちにとって、文字通り、「命がけ」の闘いの結晶であった。

ちなみに、韓国では、この判決の直後の2001年5月24日に国家人権委員会法
が制定された。委員会は、ハンセン病問題の解決についても大きな役割を果た
した。

第2章　家族訴訟

家族被害に触れなかった2001年判決

90年にわたる隔離政策の歴史に対する国の責任がどこにあるかを明確に指摘
した2001（平成13）年5月11日の熊本地裁判決について、当時の小泉純一郎総
理大臣は控訴を断念したため、判決は確定し、国の責任が公認されることに
なった。

その後、政府による謝罪広告や国会両議院本会議における謝罪決議が行われ
るなど、ハンセン病をめぐる問題は一定の解決に向かった。さらに、いわゆる
「ハンセン病問題基本法」、すなわち「ハンセン病問題の解決の促進に関する法
律」（平成20年法律第82号）が2008（平成20）年に制定されたことによって、強制隔
離された元患者の在園保障を確実にするため、医師・看護師・介護員の確保に

向けての法的根拠も整備された。しかし、熊本地裁判決では、国の違法政策によって、患者・元患者の家族らの受けた被害に対しては判断が下されることはなかった。

鳥取訴訟

その後、鳥取県においてハンセン病元患者(非入所者)の家族が、国の強制隔離政策などによって元患者の母親だけでなく家族も偏見や差別の被害を受けたとして、国と県に計1,925万円の損害賠償を求める裁判を鳥取地方裁判所に起こした。鳥取事件と呼ばれる。

2015(平成27)年９月に出された鳥取地裁判決は請求を棄却したが、その理由中において「家族の被害は、患者本人の被害とは異なる固有の被害として認められる」、「国は遅くとも1960年には患者の子供に対する社会の偏見を排除する必要があったのに、相応の措置を取らなかった点で違法だった」という初判断を示した。

ハンセン病元患者の遺族原告を中心に結成されていた「れんげ草の会」を中心に、国の責任を問う声が広がりはじめた。「時に父を怨み、母を憎んで生きてきたこの苦難の人生を明らかにしたい」、「自分たち家族としての被害自体を国に認めさせたい」、「国に謝罪してもらいたい」との思いが共有され高まっていった。

差別除去義務違反も認定した熊本地裁判決

2016(平成28)年２月15日、原告59人が熊本地裁に提訴して家族訴訟が開始された。同年３月29日には509人の原告が提訴し、原告は合計568人になった。原告らは１人あたり500万円の損害賠償と謝罪広告を求めた。ここにいう「家族」とは、父母、あるいは同居の親族がハンセン病に罹患(りかん)したためにハンセン病に対する差別偏見のある社会のなかでさまざまな苦労を背負わされた方々を指す。

ハンセン病違憲国賠訴訟において被告の国が除斥(じょせき)期間を主張していたため、

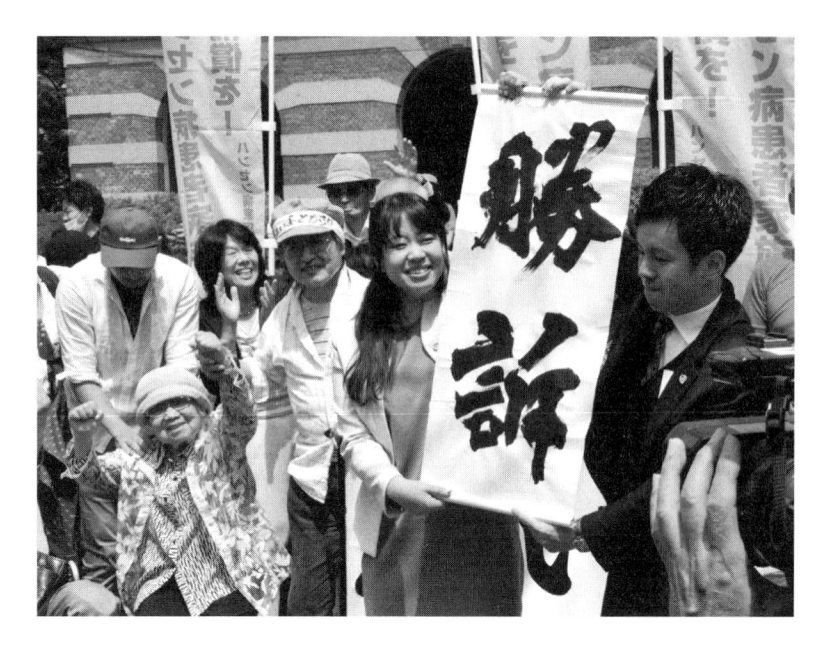

ハンセン病家族訴訟の熊本地裁前での勝訴発表　2019（令和 1 ）年
国の隔離政策のもとで、社会にいた患者・回復者の家族もまた差別
偏見にさらされた。さらに家族関係の形成も阻害された。その被害に
対する謝罪と補償を求めて2016年に回復者の家族561人が原告と
なってはじまった裁判は、一審判決で原告が勝訴した。国は控訴を断
念して判決が確定した。

除斥期間の論点に左右されて家族訴訟の意義が薄まることを回避するために、
追加提訴は2016（平成28）年 3 月末でいったん打ち切られた。

　消滅時効とは、一定期間権利が行使されない場合に、その権利を消滅させる
時効制度のことをいう。これに対し、除斥期間とは、法律関係のすみやかな確
定を趣旨として、一定期間の経過によって、権利が当然に消滅する制度のこと
をいう。消滅時効の起算点は権利行使が可能になった時期であるが、除斥期間
の起算点は権利の発生時である。

　本訴訟では、患者家族の処遇をめぐり、①厚生（労働）大臣、法務大臣、文部

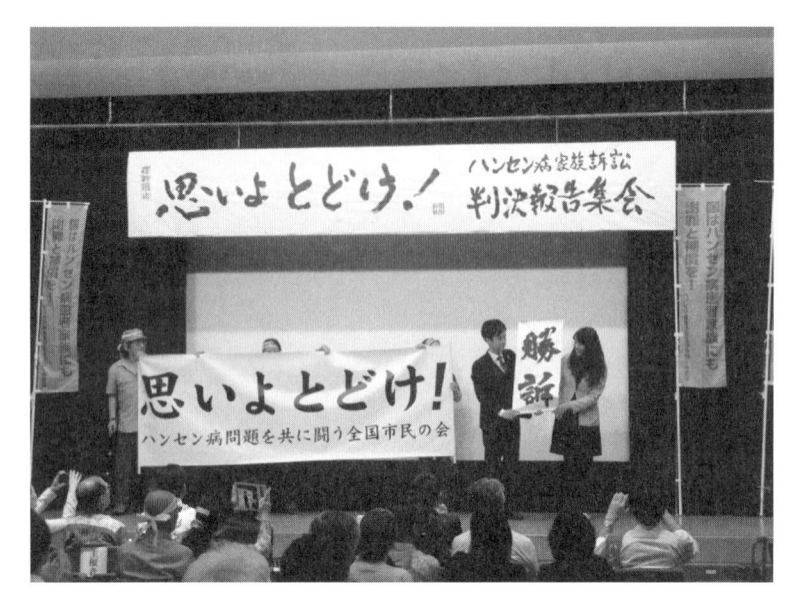

ハンセン病家族訴訟判決報告集会　2019（令和 1 ）年
原告勝訴の判決を受けて東京都内で開かれた報告集会。国に控訴断
念を訴えようと、原告団・弁護団・支援者がメッセージを送った。

（科学）大臣のハンセン病政策に関する作為義務についての違法・故意過失の有
無、②国会議員の立法不作為についての違法・故意過失の有無、③権利侵害・
損害額の算定、④損害賠償請求権の消滅時効完成の可否、が争われた。

　2019（令和 1 ）年 6 月28日、熊本地裁で判決の言い渡しが行われた。熊本地
裁は、「らい予防法」違憲判決に続いて、今回も画期的な判決を言い渡した。

　画期的なことの第 1 は、国の主張を退け、「患者のみならず家族もハンセン
病隔離政策等によって、憲法第13条が保障する社会内において平穏に生活する
権利（人格権）や憲法第24条 1 項の保障する夫婦婚姻生活の自由を侵害され」た
としたことである。

　第 2 は、これも国の主張を退け、「ハンセン病患者の家族の偏見差別に対す
るハンセン病隔離政策等が及ぼした影響は重大であり、ハンセン病隔離政策等

を遂行してきた被告[国—引用者]は、偏見差別を除去する義務をハンセン病患者の家族との関係でも負わなければならない」、「厚生大臣及び厚生労働大臣は、上記において認めた義務を尽くしておらず、国家賠償法上の違法性があり、厚生大臣及び厚生労働大臣には、少なくとも過失があった」としたことである。

　第 3 は、法務大臣および文部（文部科学）大臣についても、「ハンセン病患者の家族に対する偏見差別の是正を含む人権啓発教育を実施するための相当な措置を行ったとは認められず、平成 8 年の時点[1996年、『らい予防法』廃止—引用者]において、ハンセン病隔離政策等によってハンセン病患者の家族に重大な差別被害が生じており、被告によるハンセン病患者の家族に対する偏見差別を除去するための人権啓発活動が必要であることを、容易に認識できた」とし、国賠法上の違法性および過失を認めたことである。

　第 4 は、消滅時効について、これも国の主張を退け、「（鳥取地方裁判所において2015年 9 月 9 日に言い渡された判決をきっかけに、代理人弁護士らから被告が加害者であること及び被告の加害行為がハンセン病患者の家族との関係においても不法行為を構成する可能性を指摘された）平成27[2015年—引用者]9 月 9 日以降の日が消滅時効の起算点であると解するのが相当で……、原告らのいずれについても消滅時効は完成していないというべきである」とした点である。

　もっとも、本判決には原告らからすると不満だとされる点もいくつかみられた。なかでも大きいのは、第 1 に「平成14年[2002年、『らい予防法』違憲判決確定の翌年—引用者]以降に差別等があったとしてもそれをもってハンセン病隔離政策等に基づくということはできない」とされ、2002年以降の損害は損害賠償の対象外とされている点である。

　第 2 は、「厚生大臣及び厚生労働大臣においてハンセン病患者のための特別の医療福祉制度を現状以上に創設する義務をハンセン病患者の家族との関係において法律上負うものということはできない」とされている点である。

　第 3 は、「成人後に親が入所した場合等、一般的類型的に見ると家族関係の形成が阻害されたことに疑いが生じる原告らには、共通の権利侵害があったと

認めることはできない。」「おじ、おばや祖父母が入所したことによって、ハンセン病患者の甥、姪又は孫に共通の権利侵害が生じるとまでは認めることはできない」などとされた結果、原告のうち20人の請求が棄却された点である。

　第4は、具体的な差別体験によって生じた精神的苦痛は共通損害から除外された結果、賠償額は143万円（167人）、110万円（2人）、55万円（59人）、33万円（313人）というようにきわめて少額となり、原告らの受けた「人生被害」に見合うものには到底なっていないという点である。判決を聞いた原告副団長の黄光男（ファングァンナム）さんがこの賠償額について「台無しにされた人生、こんなお金で何が変わるのか」と複雑な表情を見せたのも当然といえよう。

　政府の控訴断念を受けて、翌29日午前10時すぎ、安倍晋三（あべしんぞう）総理大臣（当時）は総理大臣官邸で元患者の家族ら40人あまりと面会し、政府として謝罪するとともに、訴訟に参加していない家族も含め必要な救済策を盛り込んだ立法措置を講ずる考えを伝えた。

ハンセン病家族補償法など

　この首相談話などを受けて、議員立法により、「ハンセン病元患者家族に対する補償金の支給等に関する法律」（令和元年法律第55号）が2019（令和1）年11月22日に公布・施行された。

　親、子、配偶者、兄弟姉妹については、一般的に同居している蓋然性（がいぜんせい）が高く、また、同居していなくとも差別偏見による精神的苦痛を受けた可能性が高いことから、同居していたかどうかにかかわらず、補償金の対象となる。他方、孫や甥・姪などについては、上記親族と比較して、対象患者との関係が遠いものの、ハンセン病の患者であった方と同居していた場合には、同じく差別偏見による精神的苦痛を受けた可能性が高いと考えられることから、同居要件を満たす者については補償金の対象とされた。ハンセン病の患者であった者の遺族として和解一時金を受け取った者も、今回の補償金の支給を受けることはできることとされた。

　補償額を判決より増額し、1人あたり最大180万円とするとともに、判決で

棄却された人(元患者と同居歴があるひ孫や子の配偶者ら)や裁判に参加していない人も補償することとされた。同居の事実などが公的書類で確認できない場合でも、関係者の証言などを基に認定できるようにされた。死亡した原告は補償対象に含めず、省令で同額の特別一時金を支払うこととされた。

　本補償金支給法と合わせて、「ハンセン病問題の解決の促進に関する法律(ハンセン病問題基本法)」(2009年4月1日施行)も一部改正され、差別禁止や名誉回復、福祉増進の対象に、元患者だけでなく家族も追加された。

　補償金支給法などの成立を受け、国は、家族関係の修復や差別偏見の解消にも力を入れ、当事者らの意見を踏まえて具体的施策を策定するとした。加藤勝信厚生労働大臣(当時)も、「私自身先頭に立ち、補償実施や偏見差別解消、家族関係回復に取り組む」と強調した。

　家族の被害回復は、元患者への謝罪、補償から18年遅れで前進した。家族による補償金の請求申請期間は法施行後5年以内(2024〔令和6〕年11月まで)で、厚生労働省は必要経費を約400億円と見込んだという。

　厚労省は2019（令和1）年11月22日から補償金の請求の受付を開始したが、補償を「絵に描いた餅」にしないためには、約2万4,000人とみられる補償対象者への制度の周知が課題となる。政府はホームページやポスターなどで申請を呼び掛けたという。相談窓口を開設した自治体もみられる。

　ただ、今も厳しいハンセン病差別を放置したままでは、対象者のうち補償金を請求するのは約3割にとどまるのではないかという関係者の厳しい見方もみられる。原告のほとんどは今もカミングアウトできていない。

　当事者からの要請により、補償金の請求申請期限を2029年11月まで5年間延長する法改正が2024年6月12日に成立した。

第３章　菊池事件国賠訴訟

「ハンセン病特別法廷」に関する最高裁調査報告書

　2012（平成24）年７日、熊本地方検察庁に対し、いわゆる「菊池事件」について、ハンセン病元患者３団体（全国ハンセン病療養所入所者協議会、「『らい予防法』違憲国賠訴訟」全国原告団協議会、国立療養所菊池恵楓園入所者自治会）から、検察官が再審請求することを求める旨の検事総長宛ての要請書が提出された。

　刑事訴訟法（昭和23年法律第131号）は、第439条第１項で、「再審の請求は、左の者がこれをすることができる」とし、この請求権者として、「一　検察官」「二　有罪の言渡を受けた者」「三　有罪の言渡を受けた者の法定代理人及び保佐人」「四　有罪の言渡を受けた者が死亡し、又は心神喪失の状態に在る場合には、その配偶者、直系の親族及び兄弟姉妹」を掲げ、検察官を請求権者の筆頭にしている。

　これは、検察庁法（昭和22年法律第61号）が第４条で「検察官は、刑事について、公訴を行い、裁判所に法の正当な適用を請求し、且つ、裁判の執行を監督し、又、裁判所の権限に属するその他の事項についても職務上必要と認めるときは、裁判所に、通知を求め、又は意見を述べ、又、公益の代表者として他の法令がその権限に属させた事務を行う」と規定しているのを受けてのものである。捜査し、起訴し、公判廷で有罪立証し、有罪判決を確定させるうえで重要な役割を果たした検察官を再審、それも不利益再審（確定した無罪判決を誤りだとして有罪判決を求める再審。日本国憲法の施行により廃止）ではなく、利益再審（確定有罪判決を言い渡された被告人の利益のためにその有罪判決の見直しを求める再審）の請求権者の筆頭に置いているのは、この「公益の代表者」の地位に基づくものといえる。この「公益の代表者」たる検察官（検事総長）に対し、再審請求を求める旨の要請書が提出されたわけである。

　しかし、検察庁はこの要請に応じなかった。そこで、ハンセン病元患者３団体は、最高裁判所に対し、2013（平成25）年11月６日付で、事件当事者がハン

セン病に罹患（りかん）していることを理由とする開廷場所指定の正当性について、速（すみ）やかに第三者機関を設置したうえで検討し、その成果を公表することを求める要請書を提出した。

　事務総局は、上記要請を契機として、下級裁判所を含むすべての裁判所に開廷場所の指定に関する文書が存在していないかどうかの確認を求めるなどの予備的調査を行った後、2014（平成26）年５月19日、調査委員会を設置する旨の決定を行った。その後の調査は、調査委員会によって進められた。

　調査委員会の調査に際して、広く有識者の意見を聴取し、調査の参考とするため、2015（平成27）年９月から2016（平成28）年３月まで、６回にわたり有識者委員会が開催された。

　本調査においては、最高裁判所が、裁判所法第69条第２項に基づき、司法行政事務として行った「ハンセン病を理由とする開廷場所の指定」の適法性および相当性が調査対象事項とされた。具体的には、①裁判所外における開廷の必要性の判断、②開廷場所の選定、③開廷場所の指定の手続の適法性・相当性がそれである。

　これに対し、開廷場所の指定がなされた個別の事件について、指定された開廷場所においてどのような審理が行われたかということについては、裁判体の訴訟指揮や法廷警察権の行使のあり方の問題として、個別事件の訴訟手続のなかでその当否も含めて判断されるべき問題であり、事務総局が調査することは裁判の独立を侵害するおそれがあることから、本調査の調査対象事項とはされなかった。

　最高裁判所は、2016（平成28）年４月25日、最高裁判所事務総局名義の「ハンセン病を理由とする開廷場所指定に関する調査報告書」を公表した。報告書には、有識者委員会意見も添付された。

　報告書は、裁判所外における開廷の必要性の認定の運用は、遅くとも1960（昭和35）年以降については、合理性を欠く差別的な取扱いであったことが強く疑われ、認可が許されるのは「真にやむを得ない場合」に限られると解される裁判所法第69条第２項に違反するものであったことを認めた。

そして、このような運用が、ハンセン病に対する差別偏見を助長することにつながるものになったこと、さらにはハンセン病患者の人格と尊厳を傷つけるものであったことを深く反省し、お詫びするとした。

「公開の要請」を満たさなかったとは認定せず

最高裁が過去の司法行政事務を調査・検証し、自らの過ちを認めてこれを詫び、再発防止を誓ったことは一定程度評価できる。

しかし、裁判所外における開廷の必要性の認定の運用の問題について、合理性を欠く差別的な取扱いであったことが強く疑われるとまで述べながら、平等原則（憲法第14条第１項）に反する違憲的運用であったことを明示せず、裁判所法第69条第２項という法律違反のレベルに問題を矮小化したことは少なからず疑問であった。また、裁判の公開との関係についても、「公開原則」（憲法第37条第１項、第82条第１項）の趣旨を極めて形式的に捉えた結果、

「『裁判の公開』とは国民一般の傍聴が許されていることを意味するものと考えられており、一般論としていえば、傍聴人が入るのに十分な場所的余裕があり、開廷の告示をするなどの方法によりその場所で訴訟手続が行われていることを一般国民が認識することが可能で、かつ、一般国民が傍聴のために入室することが可能な場所であれば、憲法の定める公開の要請を満たす場所として開廷場所とすることが許されると考えられる。」「本調査によれば、〈中略〉刑事収容施設内で開廷された事例及びハンセン病療養所内で開廷された事例のいずれの場合であっても、下級裁判所が、最高裁判所の指示に従い、裁判所の掲示場及び開廷場所の正門等において告示を行っていたことが推認されるのであって、このような開廷場所の指定に当たっての運用は、上記のような憲法の定める公開の要請を念頭に置いて行われたものと認められるし、収集できた資料によれば、裁判所法69条２項が想定する公開の要請を満たさないと解される具体的形状を有する場所が開廷場所として選定された事例があったとまで認定するには至らなかった。」

とし、憲法違反と認めなかったこともおおいに疑問であった。

　有識者委員会でも、「機会的、定型的な指定がハンセン病患者である被告人への不合理な差別であって、平等原則違反であるのはもちろん、そのような偏見と差別に基づき、隔離された場所に法廷を設置したことも、実質的な公開とはいえず、憲法37条、82条１項の公開原則違反の疑いがぬぐいきれない。人権の砦として、一歩踏み込んだ判断が求められるところである」と指摘されていたからである。

　報告書を受けて、最高裁の裁判官15人で構成する裁判官会議は談話を発表し、「長きにわたる誤った差別的な姿勢は当事者の基本的人権と裁判の在り方を揺るがす性格のものだった。人権を擁護するために柱となるべき立場にありながら、このような運用を続けたことに責任を痛感する。患者や元患者、家族など関係者にはここに至った時間の永さを含め、心からおわび申し上げる。」とした。寺田逸郎最高裁長官も、同年５月、憲法記念日を前に記者会見し、ハンセン病患者の裁判が隔離施設などで開かれていた「特別法廷」の問題について、「憲法的価値の実現に大きな役割を担う裁判所が、その期待を裏切ったことは痛恨の思い。元患者の方々に加え、社会や国民の皆様にも深くおわびを申し上げなければならない」と謝罪した。司法トップの最高裁長官が司法行政の誤りを認めて謝罪するのはきわめて異例のことであった。

違憲判決

　最高裁報告書を受けて、元患者３団体は検察庁に対し、菊池事件の再審請求を行うように再度要請したが、今回も検察庁は応じなかった。そこで2017（平成29）年８月29日、菊池事件の再審請求を検察官が行わないのは違法であるとして、国を被告とする国家賠償請求訴訟を熊本地方裁判所に提訴した。

　熊本地方裁判所の判決は、2020（令和２）年２月26日に言い渡された。判決は、「検察官が再審請求権限を行使しなかったことが、本件被告人との関係において許容される限度を逸脱して著しく合理性を欠くと認めることはできない。

……検察官が菊池事件について再審請求権限を行使しなかったことが、本件被告人との関係で、国家賠償法上違法であるということはできない」として、原告らの請求を棄却した。

　他方で、特別法廷で行われた審理は憲法第14条第１項の平等原則に違反、また開廷場所指定および審理を総体としてみると、ハンセン病に対する偏見・差別に基づき本件被告人の人格権を侵害したものとして憲法第13条にも違反し、裁判公開原則を定めた憲法第37条第１項および第82条第１項に違反する疑いがあるとした。

　憲法的再審事由についても、次のように判示し、認められる場合があるとした。

　　「刑事訴訟法は、事実誤認の是正のみならず、公正の観点から確定判決を是正すべき場合があり得ることを予定しているともいえ、再審が事実誤認の是正のみを目的とする制度ではないと解する余地もあると考えられる。憲法が国の最高法規であることからすると、これに違反するような重大な瑕疵があり、被告人の権利が侵害されている場合について、後記のとおり有罪の言渡しを受けた者の被害回復を直接の目的とする再審制度の対象からあえて除外されたとは考え難く、憲法違反があることが上告理由とされていること（刑事訴訟法405条１号）、判決確定後に当該事件の審判が法令に違反したことを発見した場合に非常上告手続があることとの均衡からも、手続に憲法違反があることが再審事由に当たると解することにも相当の理由があるというべきである」

　ここに非常上告手続とは、日本においては、刑事訴訟法第454条により、検事総長が最高裁判所に対して、刑事訴訟における確定判決について、その事件の審判が法令に違反したことを理由としてその違法の是正を求める申立てのことである。通常の最高裁への上告でも、「憲法違反または憲法解釈の誤りがあること」、「最高裁判所の判例と相反する判断をしたこと」が掲げられているが、

通常の上告は確定判決に対しては許されないことから、確定判決を対象とするところに非常上告手続の意義が認められる。

　原告らは、国家賠償請求が認められなかったことは不服としながらも、「特別法廷」が違憲であるとする初の司法判断が下されたことを尊重して控訴を断念し、違憲判決が確定した。

　ハンセン病患者らを裁いた「特別法廷」については、前述したように最高裁判所が独自に調査を行い、2016（平成28）年4月25日に公表した「ハンセン病を理由とする開廷場所指定に関する調査報告書」のなかで、「特別法廷」は遅くとも昭和35（1960）年以降には、裁判所法第69条第2項に違反するものとなっていたことを認めていた。

　今回の判決は、最高裁が認めた1960年より前の1952（昭和27）年に行われた菊池事件の審理が、単に裁判所法第69条第2項に違反するのみならず、違憲であったということを、かつて菊池事件を裁いた当の熊本地裁が認定したものであって、画期的なものだといえる。

国民的再審請求

　「特別法廷」で行われた菊池事件の刑事裁判は、手続が憲法に違反するというのみならず、誤判であった可能性が強い。しかし、本判決は、この誤判の問題については、次のように判示した。

　　「再審が確定判決の効力を失わせる非常特別の手続であることからすると、再審事由は厳格に解釈されるべきであり、明文にない再審事由［憲法的再審事由—引用者］を認めることには慎重でなければならない。また、手続の憲法違反が再審事由に当たるとする見解も、そのことのみで再審事由を認めるのではなく、憲法が定める手続の適正に違反する事態が生じ、かつ、それが有罪判決に影響を及ぼすことを前提としているものと解される。」
　　「そうすると、手続に憲法違反がある場合に再審により救済すべき場合があり得るとしても、特定の事件について再審事由があるか否かは、当該憲

法違反が有罪判決に影響を及ぼすか否かという観点から慎重に検討されなければならないところ、菊池事件の審理が憲法14条1項に違反し、82条1項に違反する疑いがあるとしても、これらの憲法違反は直ちに刑事裁判における事実認定に影響を及ぼす手続違反ということはできないから、これらの憲法違反があることのみで再審事由があると認めることはできない」

「原告らは、本件被告人に無罪を言い渡すべき明らかな証拠があるから、刑事訴訟法435条6号の再審事由があると主張するところ、同号該当事由があるか否かは、刑事裁判における事実認定の問題であり、本来、刑事手続である再審請求審において、検察官及び弁護人が関与した上で審理・判断されるべき事柄であるから、少なくとも再審が開始されていない状況で、検察官及び弁護人が関与していない民事訴訟において先行して判断することは相当でない……本件訴訟においては、菊池事件につき再審事由があると認めることは困難である」

　再審事由としての「無罪を言い渡すべき明らかな証拠」の有無については再審請求審において審理・判断されるべき事柄であるから、民事訴訟において先行して判断することは相当でないとして、判断を避けたといえる。

　再審をもって「非常特別の手続」と理解されている点も問題である。刑事裁判の事実認定は、科学的証明ではなく「歴史的証明」にとどまる。判例（最判昭23・8・5刑集2巻9号1123頁）においても、「元来訴訟上の証明は、自然科学者の用いるような実験に基くいわゆる論理的証明ではなくして、いわゆる歴史的証明である。論理的証明は『真実』そのものを目標とするに反し、歴史的証明は『真実の高度な蓋然性』をもつて満足する。言いかえれば、通常人なら誰でも疑を差挟まない程度に真実らしいとの確信を得ることで証明ができたとするものである。だから論理的証明に対しては当時の科学の水準においては反証というものを容れる余地は存在し得ないが、歴史的証明である訴訟上の証明に対しては通常反証の余地が残されている」とされているからである。

　判決確定時には見当たらなかった新証拠などが現れると、確定有罪判決の事実認定が覆ることはありうることで、刑事再審に時効がないのもそのためである。確定有罪判決は常に誤判の可能性を内包しているのであって、これを是正する再審制度というのは「特別の手続」であっても「非常の手続」とみるべきでないのではないか。

　熊本地裁判決を受けて、元患者3団体は検察庁に対し、菊池事件の再審請求を行うように改めて要請したが、検察庁は今回も応じなかった。そこで国民ら1,205人は、2020（令和2）年11月13日に、憲法第16条の保障する請願権に基づく「国民的再審請求」を熊本地方裁判所に行った。新聞報道によると、菊池事件の事件本人の遺族もこの国民的再審請求に励まされて、2021（令和3）年4月に熊本地裁に再審請求したとされる。

第4章　地裁判決で残された問題

違憲の時期と差別除去義務違反

　3つの熊本地裁判決はいずれも画期的なもので、ハンセン病問題の解決に向かう大きな一歩となった。

　しかし、重要な課題も残されることになった。そのひとつは1960（昭和35）年以前においても「らい予防法」は違憲だったといえるかという点である。有識者の間においては違憲説も有力であったが、2001（平成13）年判決も2019（令和1）年判決も、この点に踏み込むことは避けたからである。

　もっとも、2020（令和2）年の菊池事件国賠訴訟判決は、1960年以前に開廷された菊池事件の特別法廷について違憲であると断じた。1960年以前の「らい予防法」の違憲性について直接に言及したものではないが、その意味するところは小さくなかった。「らい予防法」を法的根拠にして強行された強制隔離政策によって作出された差別偏見が惹起した「ハンセン病を理由とする特別法廷の一律指定」が、1960年以前においても違憲だというのであれば、この一律指定

の原因とも言うべき「らい予防法」も違憲である、あるいは違憲の疑いが強いということになるからである。

　もうひとつの課題は、差別除去義務違反についてである。地裁判決は、2002（平成14）年以降は一定の取組みがなされているとして、同年以降の国の差別除去義務違反を認めなかった。しかし、2003（平成15）年９月に発生した「温泉ホテル宿泊拒否事件」は、前述したように、この地裁の判断を覆すものだったからである。

　この差別偏見をいかに除去するか。国・自治体のみならず、各界、そして国民・住民についても、除去義務の履行が求められることになった。各界、そして国民・住民が、加担責任に対する真摯な反省に基づいて、ハンセン病差別を除去する義務を果たしているかというと、残念ながら否といわざるをえないからである。

　たとえば、弁護人不在その他により憲法違反の疑いが強い「特別法廷」で死刑が言い渡され、執行された菊池事件の再審請求を検察官は今も行っていない。日本国憲法によって憲法擁護義務を負い、「法の支配」を実現すべき法曹がハンセン病差別のために自らが生み出した誤りの是正を被害当事者に委ね、自らに課された差別除去義務に頬被りし続けるようなことが許されるのか。法曹の姿勢も問われることになった。

旧優生保護法違憲最高裁判決

　旧優生保護法の下で障害などを理由に不妊手術を強制された人たちが不妊手術を強制されたのは憲法違反だとして国に賠償を求めている裁判のうち、仙台や東京などで起こされた５件の訴訟の上告審で、最高裁大法廷は2024（令和６）年７月３日、旧優生保護法は「立法時点で違憲だった」とし、国に賠償を命じる判決を言い渡した。

　最高裁は、旧優生保護法の規定は憲法第13条に違反するとし、次のように判示した。

「憲法13条は、人格的生存に関わる重要な権利として、自己の意思に反して身体への侵襲を受けない自由を保障しているところ……、不妊手術は、生殖能力の喪失という重大な結果をもたらす身体への侵襲であるから、不妊手術を受けることを強制することは、上記自由に対する重大な制約に当たる。したがって、正当な理由に基づかずに不妊手術を受けることを強制することは、同条に反し許されないというべきである。

　これを本件規定についてみると、平成8年改正前の優生保護法1条の規定内容等に照らせば、本件規定の立法目的は、専ら、優生上の見地、すなわち、不良な遺伝形質を淘汰し優良な遺伝形質を保存することによって集団としての国民全体の遺伝的素質を向上させるという見地から、特定の障害等を有する者が不良であるという評価を前提に、その者又はその者と一定の親族関係を有する者に不妊手術を受けさせることによって、同じ疾病や障害を有する子孫が出生することを防止することにあると解される。

　しかしながら、憲法13条は個人の尊厳と人格の尊重を宣言しているところ、本件規定の立法目的は、特定の障害等を有する者が不良であり、そのような者の出生を防止する必要があるとする点において、立法当時の社会状況をいかに勘案したとしても、正当とはいえないものであることが明らかであり、本件規定は、そのような立法目的の下で特定の個人に対して生殖能力の喪失という重大な犠牲を求める点において、個人の尊厳と人格の尊重の精神に著しく反するものといわざるを得ない。

　したがって、本件規定により不妊手術を行うことに正当な理由があるとは認められず、本件規定により不妊手術を受けることを強制することは、憲法13条に反し許されないというべきである。

　なお、本件規定中の優生保護法3条1項1号から3号までの規定は、本人の同意を不妊手術実施の要件としている。しかし、同規定は、本件規定中のその余の規定と同様に、専ら優生上の見地から特定の個人に重大な犠牲を払わせようとするものであり、そのような規定により行われる不妊手術について本人に同意を求めるということ自体が、個人の尊厳と人格の尊

　重の精神に反し許されないのであって、これに応じてされた同意があることをもって当該不妊手術が強制にわたらないということはできない。加えて、優生上の見地から行われる不妊手術を本人が自ら希望することは通常考えられないが、周囲からの圧力等によって本人がその真意に反して不妊手術に同意せざるを得ない事態も容易に想定されるところ、同法には本人の同意がその自由な意思に基づくものであることを担保する規定が置かれていなかったことにも鑑みれば、本件規定中の同法３条１項１号から３号までの規定により本人の同意を得て行われる不妊手術についても、これを受けさせることは、その実質において、不妊手術を受けることを強制するものであることに変わりはないというべきである。」

　また、最高裁は、障害のある人らだけを手術の対象にしたのは差別的取扱いで、「法の下の平等」を定めた憲法第14条に違反するとし、次のように判示した。

　「憲法14条１項は、法の下の平等を定めており、この規定が、事柄の性質に応じた合理的な根拠に基づくものでない限り、法的な差別的取扱いを禁止する趣旨のものであると解すべきことは、当裁判所の判例とするところである……。しかるところ、本件規定は、①特定の障害等を有する者、②配偶者が特定の障害等を有する者及び③本人又は配偶者の４親等以内の血族関係にある者が特定の障害等を有する者を不妊手術の対象者と定めているが、上記のとおり、本件規定により不妊手術を行うことに正当な理由があるとは認められないから、上記①から③までの者を本件規定により行われる不妊手術の対象者と定めてそれ以外の者と区別することは、合理的な根拠に基づかない差別的取扱いに当たるものといわざるを得ない。」

　その上で、次のように判示し、明白に違憲の法律をつくった国会議員の立法行為自体が違憲と断じている。

「本件規定は、憲法13条及び14条1項に違反するものであったというべきである。そして、以上に述べたところからすれば、本件規定の内容は、国民に憲法上保障されている権利を違法に侵害するものであることが明白であったというべきであるから、本件規定に係る国会議員の立法行為は、国家賠償法1条1項の適用上、違法の評価を受けると解するのが相当である……。」

1948（昭和23）年に制定された旧優生保護法が1996（平成8）年に母体保護法に改正されるまでの間、「癩疾患」（条文のママ）を理由に不妊手術が1,551件、人工妊娠中絶が7,696件、合計9,247件の手術が実施されている。

この最高裁判決を受けて岸田文雄首相は2024年7月17日、原告らと首相官邸で面会し、初めて被害者らに直接謝罪し、訴訟を提起していない被害者や配偶者に対する補償の検討や係争中の訴訟については和解による解決を目指す方針を表明した。被害者らは一刻も早い全面解決を求めるとともに、「差別のない社会をつくってほしい」と訴えたという。

違憲判決が確定したといっても、障害や病気のある人の出産、育児のサポート体制が整っていなければ、結局、不妊手術を選ばざるをえない人も出てくる。「優生思想」は私たちの身近に存在しており、このサポート体制の整備を私たち一人ひとりが自身の問題として考え行動することが求められている。

まとめ

日本の場合、法的な問題を抱えても、民事裁判などを利用して問題を解決しようとする人は、諸外国に比べてそう多くない。これには、日本人の権利意識のほか、裁判にかかる時間や費用の問題に加えて、民事裁判という制度自体の限界も与っている。原告以外の被害や、原告の被害であっても立証しえなかった被害や、そして、未来形の被害は対象外とされる。アメリカのような懲罰的損害賠償も認められていない。

　懲罰的損害賠償とは、主に不法行為に基づく損害賠償請求訴訟において、「加害者の行為が強い非難に値する」と認められる場合に、裁判所または陪審の裁量により、加害者に制裁を加え将来の同様の行為を抑止する目的で、実際の損害の補填としての賠償に加えて、巨額を上乗せして支払うことを命じる賠償のことをいう。英米法系の諸国を中心に認められている制度である。1992年にアメリカのニューメキシコ州で起こった、高齢の女性が誤って手を滑らせたコーヒーで膝などを火傷した「マクドナルド・コーヒー事件」では、マクドナルドに対し、マクドナルドのコーヒーの売上高の2日間分に相当する270万ドルを懲罰的損害賠償額として、それぞれ支払いを命じる評決が下された。

　近時、日本でも「現代型訴訟」が増加しつつある。ここに「現代型訴訟」とは、本来ならば立法・行政レベルで解決することが適当な、政策がらみの紛争や要求について、被害の事後救済だけでなく、紛争や被害の事前防止措置、判例による新しい権利の承認、立法・行政などの政策形成過程への波及効果などを期待して提起される訴訟のことを指す。「現代型訴訟」の場合、原告が勝訴することは稀である。この高い壁を越えて、原告勝訴が確定しても、原告に十分な満足感が得られるかどうかは、判決自体によってというよりは、当該判決が契機となって、立法・行政などの政策形成過程に十分な波及効果が及ぼされたか否かにかかっている。立法・行政などの政策形成過程への波及効果などを期待して提起されるため、たとえ、勝訴判決であったとしても、この波及効果が少ないと、十分な満足感は得られないことになる。未来形の被害が救済されないと満足感も乏しい。

　「現代型訴訟」の場合、この波及効果の大小などを決めるのは、司法ではなく、立法や行政である。原告が確定判決をいわば「武器」にして、いかに立法や行政に働きかけ、大きな成果を獲得しえたかどうかである。原告には裁判で費やした労力にも増した労力を注ぐ取組みが必要となる。国民・住民の支持も大きなカギとなり、困難な道になる。

　「らい予防法」違憲国家賠償請求訴訟、ハンセン病家族訴訟、菊池事件国賠訴訟も、この「現代型訴訟」といえる。違憲判決を勝ち取ったうえで、これを起点

にして、ハンセン病問題の全面解決を図ろうとされたからである。韓国の場合、日本と異なり、「国連パリ原則に基づく国内人権機関」(国家人権委員会)の政府への勧告によってハンセン病問題の解決が国に課さた。しかし、国連からの度重なる勧告にもかかわらず、国内人権機関は日本ではいまだ設置されていない。日本の場合、当事者に残された道は「現代型訴訟」しかなかったのである。

　当事者らの格別の尽力が実を結んで、いずれの地裁判決も画期的なものとなった。ハンセン病問題の解決に向けて大きな起点が確保されることになった。その後の展開に大きな期待が寄せられることになった。ただ、「現代型訴訟」の「陰」というべきか、2019 (令和１)年６月28日のハンセン病家族訴訟熊本地裁判決についても、本音ベースでは、「原告敗訴」とこぼされる家族原告の方も少なくない。

　2001 (平成13)年５月11日の「らい予防法」違憲熊本地裁判決の確定を受けて出された首相談話に基づいて、ハンセン病違憲国賠訴訟全国原告団協議会の曽我野一美会長と坂口力厚生労働大臣との間で、2001 (平成13)年７月23日付の「ハンセン病問題対策協議会における確認事項」と題された基本合意書が交わされた。この基本合意により、ハンセン病問題対策協議会が設置されることになった。それ以来、この協議会がハンセン病問題の全面解決を図る主舞台になっている。

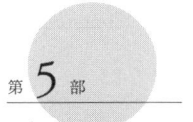

第 5 部

ハンセン病問題の今 ―― 未来につなぐ

- 国の誤ったハンセン病強制隔離政策を下支えした「無らい県運動」によって作出・助長された差別偏見は今も解消されていないのはなぜか。
- ハンセン病問題基本法とはどんな法律なのか。改正が問題になっているのはなぜか。
- ハンセン病問題の教訓とはどのようなものか。教訓は生かされているのか。いないとすれば、それはなぜか。
- 人権教育啓発は機能しているのか。機能していないとすれば、それはなぜか。どう改善すればよいか。
- ハンセン病問題が映し出す日本の未来とはどのようなものか。それを放置してよいか。

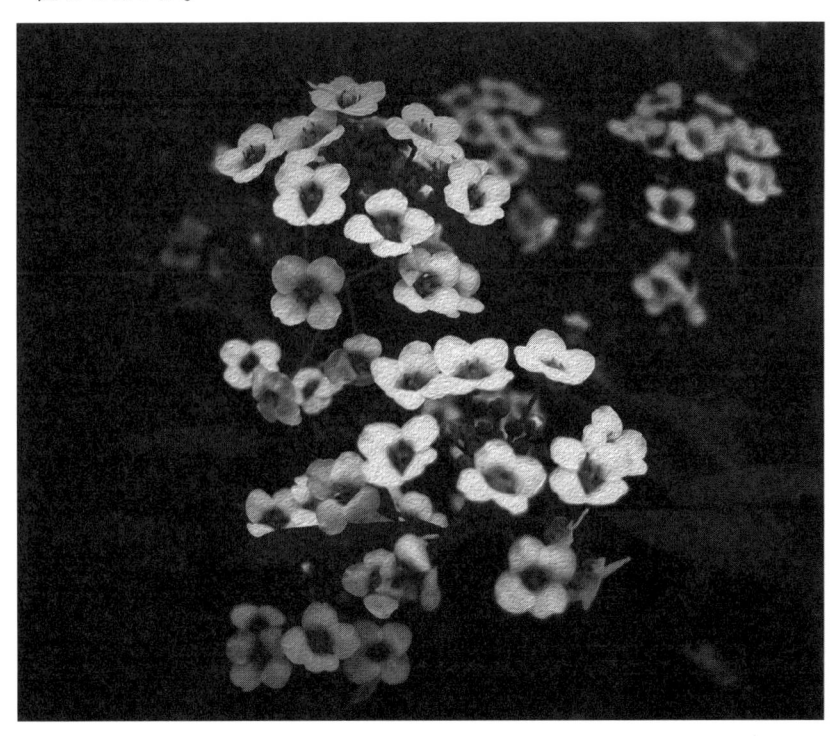

第1章　差別偏見の解消

市民意識調査の実施

　厚生労働省の設置した「ハンセン病に係る偏見差別の解消のための施策検討会」は、2023（令和5）年3月に提言をとりまとめ、最終報告書を厚生労働大臣に手交した。報告書では、ハンセン病問題に関する全国的な住民の意識調査が一度も実施されていないのは問題だとし、2019（令和1）年のハンセン病家族訴訟判決で示された「ハンセン病に係る偏見差別はある程度解消された」との認識の妥当性を検証する必要性も指摘された。

　そこで、厚生労働省は、ハンセン病問題についての市民の意識を把握し、今後の国としての取組みを検討する際の参考にすることを目的として、「ハンセン病問題に係る全国的な意識調査に関する検討会」を設置した。検討会は、初めてハンセン病問題に特化した全国的な住民意識調査を実施した。調査期間は2023年12月6日（水）から12月15日（金）であった。2万916人の回答を有効回答として集計・分析された調査結果は、「ハンセン病問題に係る全国的な意識調査報告書」にまとめられた。2024（令和6）年4月4日に解禁され、各マスメディアでも大きく取り上げられた。

　意識調査報告書によると、人権課題におけるハンセン病問題の認知度順位は、80〜99歳は3位である[1]。国の誤ったハンセン病強制隔離政策とそれを下支えした官民一体の「無らい県運動」を直接体験し、運動によって作出・助長されたハンセン病に係る差別偏見の影響を大きく受けた結果だといえる。

　体験者の減少のためか、内閣府がまとめた「人権擁護に関する世論調査（2022〔令和4〕年8月調査）」によると、日本における人権問題について、関心があるのはどのようなことか聞いたところ、「ハンセン病患者・元患者やその家族」を挙げたものは10.5％であったとされる。2017（平成29）年10月調査では11.2％であったから、認知度は下がったことになる。これに対し、他の多くのマイノリティ問題は認知度が上昇している。

実効性に疑問符の人権教育啓発

　ハンセン病は「遺伝、らい菌、可治、発症は稀、致死性弱い」という設問に対する正答の割合も、80 ～ 99歳は47 ～ 74.6％で、いずれも平均より高い[2]。ハンセン病当事者と家族に対する差別偏見はあると思うと回答した者の割合も、80 ～ 99歳は49.1％である[3]。

　問題は、ハンセン病問題にかかる人権教育啓発が、これらの人たちに対し、国の誤ったハンセン病強制隔離政策とそれを下支えした官民一体の「無らい県運動」の影響を払拭しうるような効果を上げているかである。

　病歴者も地域で普通に暮らせることが望ましいと回答した者の割合は、80 ～ 99歳は69.2％で、年齢層とともに割合も増加している[4]。しかし、その他方で、自分は偏見や差別の意識を持っていないと思うと回答した者の割合は、80 ～ 99歳は72.8％である[5]。距離を取りたいと思うのは当然な反応だと回答した者の割合は、80 ～ 99歳は25.6％で、平均より高い[6]。たとえ治癒していても関わりを持ちたくないと回答した者の割合は、80 ～ 99歳は7.5％で、これも平均より高い[7]。身内に当事者がいなくてよかったと回答した者の割合は、80 ～ 99歳は47.4％で、年齢とともに割合も増加している[8]。

　これらによると、残念ながら、ハンセン病問題にかかる人権教育啓発は効果を上げるには至っていないといえる。いまだ根強い差別偏見が温存されている。

　調査で確認された点はそれだけではない。「無らい県運動」を直接体験せず、運動の影響を直接受けていないために、人権課題におけるハンセン病問題の認知度順位は14位と低く[9]、ハンセン病は「遺伝、らい菌、可治、発症は稀、致死性弱い」という設問に対する正答の割合は29 ～ 42.9％[10]、ハンセン病当事者と家族に対する差別偏見はあると思うと回答した者の割合も26.6 ～ 24.9％[11]、自分は偏見や差別の意識を持っていないと思うと回答した者の割合も54.3 ～ 53.1％[12]、身内に当事者がいなくてよかったと回答した者の割合も23.8 ～ 22.5％[13]で、いずれも平均より低い18 ～ 29歳の人たちの間にも、ハンセン病

に係る差別偏見が作出されているという点も確認された。

　病歴者も地域で普通に暮らせることが望ましいと回答した者の割合は45.6 〜 43.8%[14]にもかかわらず、距離を取りたいと思うのは当然な反応だと回答した者の割合は16.6 〜 15.4%[15]で、30 〜 69歳より高い。たとえ治癒していても関わりを持ちたくないと回答した者の割合も8.0 〜 7.4%[16]で、平均より高い。

　これら18 〜 29歳の人たちについても、ハンセン病問題に係る人権教育啓発は効果を上げるには至っていない。むしろ逆の結果を招いている面もみられる。このことも今回の全国的な意識調査で確認された点である。

　ハンセン病問題についての認知度を上げるとともに、差別偏見をどう解消するかが、喫緊（きっきん）の課題となっている。

ハンセン病（病気）に対する印象［年齢別］

		18 〜29歳	20 〜29歳	30 〜39歳	40 〜49歳	50 〜59歳	60 〜69歳	70 〜79歳	80 〜99歳
①遺伝する病気である	「そう思わない」「あまりそう思わない」の割合	42.9%	43.1%	47.8%	56.2%	65.1%	76.0%	80.7%	74.6%
②「らい菌」に感染することで起こる病気である	「そう思う」「ややそう思う」の割合	30.9%	29.7%	31.5%	33.7%	40.8%	53.9%	60.7%	52.3%
③早めに治療すれば後遺症もなく治る病気である		38.4%	37.1%	35.8%	35.8%	43.8%	60.4%	69.1%	67.6%
④感染しても発症に至ることが多い病気である		29.0%	28.1%	26.6%	26.7%	31.5%	41.6%	46.4%	47.0%
⑤致死性の弱い病気である		29.0%	28.7%	29.7%	33.5%	39.8%	52.5%	56.6%	53.6%

※ハンセン病問題に係る全国的な意識調査に関する検討会「ハンセン病問題に係る全国的な意識調査報告書」（2024 年）45 頁をもとに作成。

ハンセン病に係る差別偏見に関する経験等［年齢別］

		18 〜29歳	20 〜29歳	30 〜39歳	40 〜49歳	50 〜59歳	60 〜69歳	70 〜79歳	80 〜99歳
①ハンセン病と聞くと、できるだけ距離をとりたいと思うのは当然な反応だ	「そう思う」「どちらかといえばそう思う」の割合	16.6%	15.4%	13.7%	11.6%	12.5%	15.8%	20.4%	25.6%
②ハンセン病元患者（回復者）も、地域で普通に隣人として暮らせることが望ましい		45.6%	43.8%	49.7%	54.7%	61.8%	70.4%	74.7%	69.2%
③ハンセン病元患者（回復者）とは、たとえ治っていたとしても、関わりを持ちたくない		8.0%	7.4%	6.8%	4.6%	4.0%	4.3%	6.1%	7.5%
④ハンセン病元患者（回復者）も、そうでない人も、人としての価値は変わらない		52.6%	50.9%	56.3%	62.8%	70.1%	79.6%	82.9%	77.6%
⑤自分の身内にハンセン病元患者（回復者）がいなくて、よかったと思う		23.8%	22.5%	22.5%	24.8%	28.6%	35.6%	44.4%	47.4%

※ハンセン病問題に係る全国的な意識調査に関する検討会「ハンセン病問題に係る全国的な意識調査報告書」（2024 年）84 頁をもとに作成。

日本の人権課題の認知度[年齢別]（複数回答）

	18〜29歳	20〜29歳	30〜39歳	40〜49歳	50〜59歳	60〜69歳	70〜79歳	80〜99歳
①女性	62.7%	60.7%	63.2%	58.2%	57.3%	54.9%	52.2%	47.1%
②子ども	40.1%	38.4%	41.9%	36.4%	35.8%	35.2%	31.7%	26.4%
③高齢者	33.1%	31.3%	31.7%	28.9%	32.0%	34.1%	33.6%	31.3%
④障害のある人	64.5%	62.2%	67.6%	67.8%	72.7%	74.8%	73.0%	69.5%
⑤部落差別（同和問題）	40.2%	38.3%	46.4%	55.6%	65.9%	74.4%	77.6%	75.8%
⑥アイヌの人々	42.4%	41.1%	45.0%	50.0%	57.5%	64.9%	65.4%	57.6%
⑦外国人	37.7%	35.6%	37.5%	35.2%	36.9%	35.1%	30.9%	25.6%
⑧感染症	39.3%	38.0%	42.1%	41.3%	45.2%	45.6%	46.3%	39.1%
⑨ハンセン病元患者（回復者）やその家族	25.4%	23.8%	30.7%	37.6%	50.0%	61.1%	66.6%	62.6%
⑩刑を終えて出所した人やその家族	29.5%	27.9%	35.0%	39.6%	46.4%	52.5%	59.7%	53.7%
⑪犯罪被害者やその家族	30.5%	29.9%	37.5%	40.7%	45.4%	47.2%	47.9%	39.9%
⑫インターネット上の人権侵害	35.8%	34.5%	43.4%	47.6%	51.8%	53.5%	52.6%	45.0%
⑬北朝鮮当局によって拉致された被害者等	23.1%	22.1%	28.9%	31.7%	36.8%	40.5%	42.9%	36.8%
⑭ホームレス	32.8%	32.5%	34.6%	34.6%	37.7%	38.2%	37.0%	32.5%
⑮性的マイノリティ	46.6%	45.0%	49.0%	50.6%	55.6%	58.6%	54.5%	45.0%
⑯人身取引（性的サービスや労働の強要等）	18.3%	17.7%	21.8%	23.4%	27.4%	31.4%	37.1%	35.7%
⑰震災等の災害に起因する人権問題	17.6%	17.1%	19.9%	19.8%	22.7%	23.1%	23.5%	20.5%
⑱その他	0.5%	0.5%	0.5%	0.6%	0.8%	0.4%	0.4%	1.0%
⑲知っているものはない	15.1%	17.0%	13.7%	13.1%	10.2%	6.9%	6.1%	8.7%
ハンセン病元患者（回復者）やその家族の認知順位	14位	14位	14位	10位	7位	4位	3位	3位

※ハンセン病問題に係る全国的な意識調査に関する検討会「ハンセン病問題に係る全国的な意識調査報告書」（2024年）113頁をもとに作成。

第2章　ハンセン病問題基本法の改正

障がい者施策

　ハンセン病問題の残された課題を解決するために、ハンセン病問題基本法の改正も必要不可欠となっている。このハンセン病問題基本法の改正を検討するにあたって、そして、国のハンセン病問題施策の充実を考えるにあたって参考になると思われるのは障がい者施策である。

　障がい者施策の基本となっているのは障害者基本法(昭和45年法律第84号)である。同法は、2011（平成23)年7月29日に改正され、改正法は同年8月5日に公布された。改正障害者基本法により、国および地方公共団体には「障害者基本計画」を策定することが義務づけられた。

　「障害者基本計画」の策定または変更にあたって調査審議や意見具申を行うと

ともに、計画の実施状況について監視や勧告を行うための機関として、内閣府に障害者政策委員会が設置された。

当事者主権ないし当事者参加を担保するために、有識者のほか、当事者団体の代表も数多く構成員とされている。

2023（令和5）年3月に閣議決定された「障害者基本計画（第5次）」は、2023年度からの5年間を対象としている。

第5次基本計画のうち、「Ⅱ　基本的な考え方」では、本基本計画全体の基本理念および基本原則を示すとともに、各分野に共通する横断的視点や、施策の円滑な推進に向けた考え方が示されている。　また、「Ⅲ　各分野における障害者施策の基本的な方向」では、障がい者の自立および社会参加の支援等のための施策を11の分野に整理し、それぞれの分野について、本基本計画の対象期間に政府が講ずる施策の基本的な方向が示されている。

障害者基本法第13条に基づき、1994（平成6）年から、政府が毎年国会に提出する「障害者のために講じた施策の概況に関する報告書」（「障害者白書」）が発行されている。令和6年版は、6月に公表されている。

白書は、「第1章　改正障害者差別解消法の施行」、「第2章　障害のある人に対する理解を深めるための基盤づくり」、「第3章　社会参加へ向けた自立の基盤づくり」、「第4章　日々の暮らしの基盤づくり」、「第5章　住みよい環境の基盤づくり」、「第6章　国際的な取組」からなっている。

また、内閣府では、障がい者施策に関する国際比較調査や世論調査、意識調査などを行っている。調査結果をまとめた「『障害を理由とする差別に関する国内の実態及び今後の相談体制の整備、事例の収集・共有等に関する調査研究』報告書」（令和3年度）が2022（令和4）年3月17日付で発行されている。

そのうち、「障害者差別の解消に向けた相談体制、事例の収集・共有の在り方について（今後の方向性）」では、たとえば、次のような提言が行われている。

　「差別相談はどこに相談に行けば良いか分かりにくいため、障害者も事業
　者も分かりやすいよう『差別相談窓口』と明確に看板を掲げた窓口が必要

である。その際、全国共通の通称を決めておくことも、分かりやすさに寄与すると考えられる。

「一方、相談者本人が初めから差別という認識を持って相談に来るケースは少ないため、障害者からの生活上の困りごと相談や通常業務における事業者とのやり取り等の中から担当者が差別相談を拾い上げる必要がある。この点では、明示的な『差別相談窓口』だけでなく、日常的に生活支援に関わる部局や商工関係部局等も一次受付として重要な役割を担うこととなる。」

「窓口ごとに案件対応にばらつきが生じることのないよう、一次相談窓口で受け付けた差別相談については当該窓口のみで完結させるのではなく、統一的な対応方針に基づく対応ができるよう、関係者間で案件を共有し、対応を検討することが望ましい。」

ハンセン病問題基本法の改正

ハンセン病問題施策においては、このような基本計画、政策委員会、白書、世論調査等は制度化されていない。障がい者施策とハンセン病問題施策との間には相当の落差がみられる。

落差は、ハンセン病問題基本法についても散見される。ハンセン病問題基本法には、ハンセン病にかかる差別偏見を解消するための国や地方公共団体の責務については、特段の明示規定を置いていない。第4条および第5条で、国および地方公共団体は、第3条に定める基本理念にのっとり、ハンセン病の患者であった者およびその家族の福祉の増進等を図るための施策を策定し、および実施する責務を有すると規定している。この「福祉の増進等を図る」という文言のなかにハンセン病に係る差別偏見の解消のための施策も含めて解釈し、施策が行われているというのが現状である。

これに対し、2016（平成28）年に制定の、いわゆるヘイトスピーチ解消法でも、地方公共団体に対し必要な助言その他の措置を講ずる国の義務（第4条第1項）や、当該地域の実情に応じた施策を講ずる地方公共団体の努力義務（第4条

第2項)や、本邦外出身者に対する不当な差別的言動を解消するための教育活動の実施および必要な取組みについての国の義務(第6条第1項)、地方公共団体の努力義務(第6条第2項)が規定されている。同じく2016（平成28)年に制定された、いわゆる部落差別解消法でも、国による部落差別の実態に係る調査の実施(第6条)も規定されている。

　国立ハンセン病療養所の永続化にかかる根拠規定も、ハンセン病問題基本法には見当たらない。この永続化のための根拠規定のほか、基本計画の策定、白書の刊行、調査研究の実施などにかかる規定を置くことも、ハンセン病問題基本法の改正に当たっての検討課題になると考えられる。

第3章　ハンセン病問題の教訓を生かす

差別解消施策の柱

　障害者差別解消法やヘイトスピーチ解消法、部落差別解消法では、差別を解消するための教育啓発の実施、必要な相談体制の整備が施策の柱とされている。実態調査についても、障害者差別解消法第16条は、「国は、障害を理由とする差別を解消するための取組に資するよう、国内外における障害を理由とする差別及びその解消のための取組に関する情報の収集、整理及び提供を行うものとする」と規定している。また、部落差別解消法第6条は、「国は、部落差別の解消に関する施策の実施に資するため、地方公共団体の協力を得て、部落差別の実態に係る調査を行うものとする」と規定している。

　しかし、救済手続や救済組織関係などについては、障害者差別解消法でも、ヘイトスピーチ解消法でも、部落差別解消法でも規定するところはない。人権擁護法案にみられたような新たな救済手続についての規定、あるいは人権委員会の設置に関する規定は見当たらない。「川崎市差別のない人権尊重のまちづくり条例」(2019年12月12日成立)は、禁止規定に違反し、市長から「勧告」を受け、さらに「命令(行政処分)」を受けたにもかかわらず、なお禁止規定に違反す

る行為を繰り返した場合を罰則の対象にしている。しかし、障害者差別解消法も、その第14条で、「国及び地方公共団体は、障害者及びその家族その他の関係者からの障害を理由とする差別に関する相談に的確に応ずるとともに、障害を理由とする差別に関する紛争の防止又は解決を図ることができるよう必要な体制の整備を図るものとする」と規定するにとどまる。

「基本方針」の策定については、障害者差別解消法には規定がある。しかし、ヘイトスピーチ解消法や部落差別解消法では規定がみられない。政府の裁量に委ねられている。

教育啓発および相談体制の充実については、いずれも明文規定が置かれているが、既存のシステムを活用した充実ということになっている。新しいシステムの構築については触れるところはない。「実態に係る調査」による立法事実の発見、それによる「法の見直し」といった「循環サイクル」についても特段、規定されるところはない。それはハンセン病問題基本法においても同様である。

国連人権委員会からの度重なる勧告

国連人種差別撤廃委員会の「日本の第10回・第11回定期報告に関する総括所見」は2018（平成30）年８月に配布された。「懸念事項及び勧告」は43項目にも及んでいる。人種差別を禁止する特別かつ包括的な法の欠如についても、次のように勧告されている。

「８．委員会は、締約国［日本のこと―引用者］が、人種差別の定義を、本条約第１条第１項に沿ったものとするよう確保し、民族的又は種族的出身、皮膚の色及び世系に基づくものを含むものとするべきとの過去の勧告を強調する。また、委員会は、締約国が、本条約第１条及び第２条に沿った直接的及び間接的な人種差別を禁止する個別の包括的な法律を制定することを要請する。」

国内人権機構の設置についても、「2018年総括所見」で引き続き、次のように

勧告されている。

「9．委員会は、人権委員会設置法案の採択のプロセスが 2012 年に中断され、それ以降、国内人権機関の設置において何も進展がなされなかったことを懸念する。」

「10．締約国が 2017 年普遍的定期的審査において、国内人権機関の設置に向けた取り組みを加速化させるという勧告のフォローアップを受け入れたことに留意し、委員会は、締約国が人権の促進及び保護のための国内機関の地位に関する原則（パリ原則）に従って、人権を促進し、かつ保護するという広範な権限をもつ国内人権機関を設置するよう勧告する。」

このように包括的な差別禁止法の制定と国内人権機関の設置とは、国際的な要請でもある。

ちなみに、1993年12月20日に国連総会で決議された「国内人権機関の地位に関する国連原則」（いわゆるパリ原則）は、「権限及び責務」、「構成並びに独立性及び多様性の保障」、「活動の方法」、「準司法的権限を有する委員会の地位に関する補充的な原則」の4つの部分からなっている。

「権限及び責務」では、国内機構にはできるだけ広範な任務が与えられるものとし、特に次の責務を有するものとされている。

○　政府、議会及び権限を有する他のすべての機関に対し、人権の促進及び擁護に関するすべての事項について、意見、勧告、提案及び報告を提出すること。これらの公表を決定すること。

○　当該国家が締約国となっている国際人権条約と国内の法律、規則及び実務との調和並びに条約の効果的な実施を促進し確保すること、および上述の条約の批准又は承認を促し、その実施を確保すること。

○　国が条約上の義務に従って、国連の機関や委員会、又は地域機構に提出を求められている報告書に貢献すること。必要な場合には、機構の独立

性にしかるべき注意を払いながらもその問題について意見を表明すること。

○　人権の教育や研究のためのプログラムの策定を援助し、学校、大学及び職業集団におけるそれらの実施に参加すること。特に情報提供と教育を通じ、そしてすべての報道機関を活用することによって、国民の認識を高め、人権とあらゆる形態の差別、特に人種差別と闘う努力とを宣伝すること。

人権教育等の主管も国ではなく国内人権機関とされている。これらの権限および責務の遂行のために、国内人権機関の構成については、独立性と多様性が求められている。活動についても、自主性が最大限に尊重されている。国内人権機関には、次のような準司法的な機能も認められている。

○　調停により、又は法に規定された制約の範囲内で、拘束力のある決定によって、また必要な場合には非公開で、友好的な解決を追求すること。

○　申請を行った当事者に対し、その者の権利、特に利用可能な救済を教示し、その利用を促進すること。

○　法に規程された制約の範囲内で、申立てないし申請を審理し、又はそれらを他の権限ある機関に付託すること。

○　特に、法律、規則、行政実務が、権利を主張するために申請を提出する人々が直面する困難を生じさせてきた場合には、特にそれらの修正や全面改正を提案することによって、権限ある機関に勧告を行うこと。

「らい予防法」違憲判決の確定、そして小泉純一郎総理大臣談話などを踏まえて、2002（平成14）年に設置されたハンセン病問題検証会議は、最終報告書を、2005（平成17）年３月、尾辻秀久厚生労働大臣に手交した。報告書は再発防止のための提言のなかで、「パリ原則に基づく国内人権機関の設置」も国に求めた。しかし、この提言も棚上げのままでいまだ実現されていない。

第4章　人権教育啓発の改善

「語り部」の問題

　ハンセン病問題検証会議最終報告書は、再発防止の提言のなかで、「より一層の啓発活動に取り組むこと」および「人権教育の充実化」も国に求めた。しかし、この提言も十分に生かされているとはいえない。この点の改善も喫緊の課題となっている。

　改善に係る課題の第一は、「語り部」の問題である。国の誤ったハンセン病強制隔離政策とそれを下支えした官民一体の「無らい県運動」に対し、日本国憲法で保障された「基本的人権の尊重」を武器にして勇敢に闘いを挑み、違憲判決を勝ち取った後も「人間の尊厳」の回復に努めている当事者の方々に触れ合うことは、「人間の尊厳」を体感するうえで、あるいは「未来への希望」を確信するうえで、さらには、「当事者による当事者のための当事者の人権」(当事者主権)を理解するうえで、極めて有意義である。ハンセン病問題にかかる人権教育啓発においても欠かせない。

　しかし、全国13カ所の国立ハンセン病療養所の入所者数は、2024（令和6）年5月1日現在、720名で、平均年齢は88.3歳である。退所者の方、家族の方も少子・高齢化の傾向にある。当事者の方との「触れ合い」の機会は著しく少なくなりつつある。それに代わる「触れ合い」をどのようにして確保するのかが課題となっている。国立ハンセン病資料館や各療養所社会交流会館等に保存されている当事者の「語り」の録音・録画・CD等を活用する、あるいは「語り継ぐ」人の「語り」から学ぶということもますます重要となっている。

「自分事」としての気づき

　課題の第二は、「自分事」としての気づきである。「足を踏んだ人」は痛みに気づかないが、「足を踏まれた人」は痛みを忘れない。ハンセン病問題の場合、多くの人は「足を踏んだ人」で、「足を踏まれた人」ではない。痛みを感じないとい

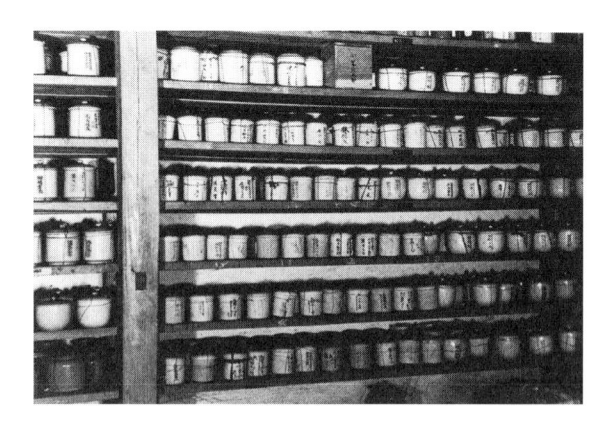

納骨堂内　多磨全生園　1960年代か【撮影／趙根在】
死後も家族の引き取り手のない骨壺が並ぶ。

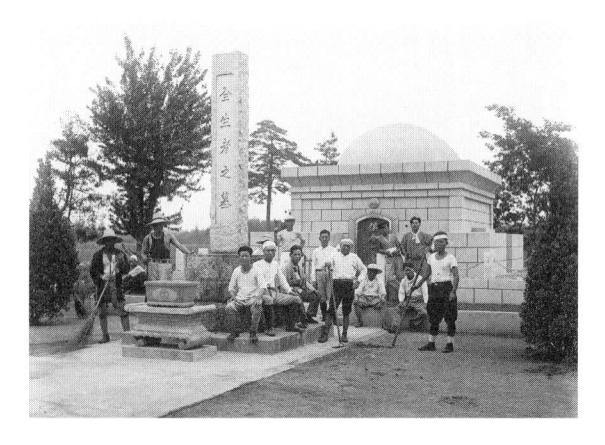

旧納骨堂　全生病院(現多磨全生園)　1935(昭和10)年
「せめて死後は安らかに眠りたい」との患者たちの思い
によって各療養所に納骨堂がつくられたが、その背景
にはほとんどの家族が遺骨を引き取らない事情もあっ
た。全生病院では、患者や職員、宗教団体などの寄付
により患者作業で1935年に納骨堂をつくりあげた。

うことになる。そこで「自分事」だとの気づきには、ある人権課題については「加害者」側だが、ある人権課題については「被害者」側だという、加害者と被害者の「置き換わり」を学ぶ必要がある。加害者の場合だけではなく、自分も被害者になる場合があることに気づく必要がある。

　ハンセン病当事者には、患者・元患者・家族という属性以外にもさまざまな属性がある。男性と女性という属性、日本人と外国人という属性、障がい者と健常者という属性、被差別部落出身者とそうではないという属性、等々。この属性に着眼した場合、「他人事」ではなく「自分事」という回路がより浮かび上がってくる。患者・元患者・家族という属性は当事者の属性のすべてではない。ハンセン病に係る人権教育啓発においても、患者・元患者・家族における「交差性の複合差別」の存在に着眼した教育啓発が必要となっている。

　ここに、「交差性の複合差別」とは、いくつかのマイノリティ差別、たとえば、女性差別と障がい者差別とが、並列的にではなく、複雑にからみあいながら、その個人に影響を及ぼすような差別を意味する。

　今、日本は、国連などからの繰り返しの勧告にもかかわらず、人権の尊重については、内外の格差が著しい状態にある。週遅れといってもよい。格差が狭まるどころか拡大しているといっても誤りではない。若年層に拡がる人権への忌避感については、このような内外の著しいギャップという観点からの人権教育啓発が欠かせない。日本全体がいわば加害者になり、被害者になっているからである。

差別偏見の掘り下げ

　課題の第三は、ハンセン病に係る差別偏見の掘り下げである。今回の全国的な意識調査によってハンセン病に係る差別偏見とこれによる被害の実態が明らかになったかというとそうではない。今回の意識調査で問題とされた「結婚差別」や「就職差別」等は他のマイノリティ差別にも大なり小なりみられる。ハンセン病に係る差別に特有のものということは必ずしもできない。実態調査の結果の分析に基づいて、ハンセン病に係る差別偏見を、特有のものと他のマイノ

リティ差別と共通のものとに整理したうえで、この整理を踏まえて、他のマイノリティ問題に係る人権教育啓発と連携しつつ、ハンセン病に係る人権教育啓発を実効性のあるものにしていく必要がある。

第5章　私たち、一人ひとりの取組みで希望の未来を

教訓の規範化

人類は数々の過ちを犯してきた。第一次世界大戦、第二次世界大戦も誤りの大きなひとつであった。第二次世界大戦の被害者は、軍人や民間人を含め、5,000万人から8,000万人と推計されている。8,500万人とする統計もある。当時の世界の人口の2.5%以上が被害者となった。第三次世界大戦になった場合、どれほどの被害者が出るのか、想像がつかない。

人類は、犯した過ちから教訓を導きだし、それを規範化することによって、再発を防ぐだけでなく、平和で豊かな、持続可能な世界の構築に努めてきた。1948（昭和23）年12月10日の第3回国際連合総会で採択された「人権に関する世界宣言」（世界人権宣言）が打ち出した「人権及び人権擁護体制の国際化」は、第二次世界大戦の教訓から導き出されたものであった。

ハンセン病問題についても、教訓を規範化し、豊かな未来の構築に生かすことが求められている。しかし、現状は極めて不十分なままにとどまる。

教訓の規範化には、私たち一人ひとりがハンセン病問題に向き合うことが必要となる。直接の加害者でなかったとしても、強制隔離政策の継続に「傍観者」として加担したこと。ハンセン病の感染に「過剰防衛」し、「らい予防法」からも逸脱した加害行為に加わったこと。強制隔離政策の廃止を訴えた入所者らを支援せず、反対に療養所外で行われた「らい予防法」闘争の取締りなどに賛同したこと。その後も、強制隔離政策が憲法違反だということに気づかず、主権者として隔離政策の廃止に何ら動かなかったこと。その理由として大きかったのは、国の誤った強制隔離政策を下支えした官民一体の「無らい県運動」によって

作出・助長された差別偏見が私たちの心の奥底に住み着いていたこと。今も住み続けていること。

　これらのことに向き合わなければならない。しかし、そうはなっていない。依然として「他人事」になっている。ハンセン病問題は「自分事」ではない、関係ないとされ、自己の加害者としての責任は無視され、棚上げにされている。「傍観者」という名の「加害者性」が今も維持されている。それどころか、元患者・家族らがそのことを批判すると、「同情」の裏返しの「反感」が元患者・家族らを襲っている。入所者の入所生活は税金で賄われているのに、「厚かましい」、「人権人権と言い過ぎだ」。このような「逆ギレ」もみられる。

未来への希望

　教訓の規範化が十分でなかったとしても、自分には影響ない。こう思っている人は少なくないが、そうではない。その影響は新型コロナウイルスの感染拡大でただちに顕在化することになった。差別偏見のために各地で甚大な人権侵害が発生したからである。ハンセン病の場合と異なり、新型コロナウイルスの場合は、「感染させる人」対「感染させられた人」とが固定的ではなく、きわめて流動的であるため、この人権侵害を受けた人はハンセン病の場合よりはるかに広範で、被害が玉突き的、雪崩式に発生した。さすがに、官民挙げて差別偏見の解消が説かれることになった。しかし、ハンセン病問題の教訓が生かされていないために、この取組みは不十分なままにとどまった。

　教訓を生かさない国、社会、人びとは、「未来への希望」を逆に自ら摘み取り、「発展」ではなく「衰退」に向かうことになる。反対に、教訓を生かす国、社会、人びとは、「未来への希望」を確かなものにし、「衰退」ではなく「発展」に向かうことになる。

　国立ハンセン病資料館を参観したある人は、資料館内に設けられた参観感想メモ掲示板に、次のような文を記したメモを貼っている。

　「『昔こんなことがあったんだね』とは言えないぐらい、私のとなりにある

出来事なのに、無関心で、第三者的に見学してしまいました。形を変えながら、今もなお続く差別は、私の見方が作っている……。それを突きつけられるような資料の数々でした。」

　今、日本はどこに向かっているのであろうか。ハンセン病問題が照らす日本の未来とはどのようなものであろうか。ハンセン病問題は、私たちの未来を映す鏡である。

参考文献一覧

第1部　戦前・戦中のハンセン病問題の歴史

1　森修一「ハンセン病対策の歴史と現状—日本と世界」日本ハンセン病学会雑誌87巻2号（2018年）73～90頁などを参照。

2　財団法人日弁連法務研究財団ハンセン病問題に関する検証会議「ハンセン病問題に関する検証会議　最終報告書」（2005年）52頁などを参照。

3　国立療養所史研究会編『国立療養所史　らい編』（厚生問題研究会、1975年）。

4　「第二十一回帝国議会衆議院議事速記録」。

5　「第二十一回帝国議会　衆議院　伝染病予防法中改正法律案委員会議録」第2号（明治38年2月16日）。

6　前掲注2報告書54～55頁などを参照。

7　光田健輔「癩病隔離所設立の必要に就て」東京養育院月報12号（1902年）3～5頁。

8　前掲注2報告書55～57頁などを参照。

9　光田健輔「癩問題の進展」藤楓協会編『光田健輔と日本のらい予防事業—らい予防法五十周年記念』（藤楓協会、1958年）171頁。

10　藤野豊「『特殊部落調附癩村調』の意味するもの—部落差別とハンセン病患者差別の接点」部落解放535号（2004年）66頁以下などを参照。

11　内務省衛生局「大正8年らい一斉調査」。井上謙「らい予防方策の変遷」長島愛生園『らい予防法発布50周年記念論文集』（1957年）94～96頁

12　保健衛生調査会「根本的らい予防方策」前掲注11書96～97頁。

13　光田健輔「法律第11号改正に就いての要望」前掲注11書97～98頁。

14　長島愛生園前掲『50周年記念論文集』98頁。

15　前掲注2報告書612～613頁などを参照。

16　内務省衛生局編『癩の根絶』（1930年）。

17　前掲注2報告書73頁などを参照。

18　前掲注2報告書436～439頁などを参照。

19　前掲注2報告書73～74頁などを参照。

20　「第59回帝国議会衆議院寄生虫病予防法案外一件委員会議録」4回。

21　桜田百合子「戦時にいたる『人的資源』をめぐる問題状態　健兵健民政策登場の背景」長野大学紀要9号（1979年）41頁以下などを参照。

22　「第75回帝国議会衆議院国民優生法案委員会議録」3回。

23　前掲注2報告書191～208頁などを参照。

24　解放出版社編『ハンセン病　国賠訴訟判決　熊本地裁［第一次～第四次］』（解放出版社、2001年）191～152頁などを参照。

25　前掲注2報告書171頁などを参照。

26　癩予防協会編『昭和十二年度癩患家の指導』（癩予防協会、1938年）134頁と135頁の間の無番号頁。

27　前掲注2報告書171～172頁などを参照。

28　癩予防協会編・前掲注26書26頁、190～193頁。

29 長島愛生園慰安会編『十坪住宅［第3版］』（長島愛生園慰安会、1936年）1～28頁。

30 光田健輔「癩多き村の浄化運動」愛生12号（1934年）2～3頁。

31 前掲注2報告書172～173頁などを参照。

32 癩予防協会編『本妙寺の癩部落解消の詳報 資料（四）』（癩予防協会、1941年）1頁。

33 前掲注2報告書176頁などを参照。

34 「国立癩療養所長会議」。

35 前掲注2報告書173～176頁などを参照。

36 清水寛「自主シンポジウム9：ハンセン病療養所における子どもの生活・教育・人権の歴史と未来への教訓［Ⅱ］―国立療養所栗生楽泉園を中心に」特殊教育学研究37巻5号（2000年）226頁。

37 清水寛『ハンセン病児問題史研究―国に隔離された子ら』（新日本出版社、2016年）58～65頁などを参照。

38 前掲注2報告書203～208頁などを参照。

39 解放出版社編・前掲注24書186頁などを参照。

40 前掲注2報告書・別冊「ハンセン病問題に関する被害実態調査報告」73～81頁などを参照。

41 桜井真理子「国立ハンセン病療養所栗生楽泉園の 患者作業運営に見る制度的交渉」現代民俗学研究11号（2019年）21～35頁などを参照。

42 原田正孝「ハンセン病療養所創立100周年」Jpn.J Lepr 79号（2010年）11～16頁などを参照。

43 江藤さおり「ハンセン病療養所における『患者作業』の歴史―K園を中心として」人間文化研究3号（2005年）41～51頁などを参照。

44 前掲注2報告書457頁～538頁などを参照。

45 四国民報（1937年3月16日）。

46 前掲注2報告書・別冊「ハンセン病問題に関する被害実態調査報告書」251～257頁などを参照。

47 栗生楽泉園患者自治会編『風雪の紋―栗生楽泉園患者五十年史』（栗生楽泉園患者自治会、1982年）141～151頁（「『特別病室』の設置と経緯」）。

48 朝日新聞デジタル「ハンセン病療養所の1千人の解剖は『重大な人権侵害』」（2022年11月25日）〈https://www.asahi.com/articles/ASQCS76BFQCSPPZB003.html（2024年11月26日最終閲覧）〉。

49 宗内敏男「癩患者の胎児に於ける癩菌の検出」レプラ8号（1937年）181頁。

50 前掲注2報告書・別冊「胎児等標本調査報告」などを参照。

51 熊本県「無らい県運動」検証委員会編「熊本県『無らい県運動』検証委員会報告書」（2014年）213～216頁。

52 熊本県「無らい県運動」検証委員会編「熊本県『無らい県運動』検証委員会報告書（資料編）」（2014年）71～83頁。

53 前掲注51報告書13頁、51頁などを参照。

54 前掲注52報告書（資料編）71頁。

55 前掲注51報告書215頁。

第2部　戦後のハンセン病問題の歴史

1 財団法人日弁連法務研究財団ハンセン病問題に関する検証会議「ハンセン病問題に関する検証会議　最終報告書」（2005年）100～101頁などを参照。

2 「第3回衆議院厚生委員会」5号（昭和23年11月27日）10頁。

3 1949年の癩療養所所長会議を記録した桜井方策の『桜井メモ』などを参照。桜井は、大阪帝国大学微生物病研究所癩治療研究部で研究に従事し、外島保養院の初代医長を務めた。

4 前掲注1報告書192頁などを参照。

5 前掲注1報告書619～620頁などを参照。

6 レプラ22巻3号(1953年)42頁。

7 犀川一夫「WHOの癩管理対策について」医療28巻4号(1974年)271～274頁。

8 前掲注1報告書619～620頁などを参照。

9 杉山章子『占領期の医療改革』(勁草書房、1995年)。

10 前掲注1報告書83～92頁などを参照。

11 「第7回国会衆議院厚生委員会会議録」5号(昭和25年2月15日)。

12 「第10回国会衆議院行政監察特別委員会議録」7号(昭和26年3月22日)。

13 厚生省医務局長「国立療養所入所規程の成立について」(昭和26年10月16日)。

14 前掲注1報告書122～123頁などを参照。

15 前掲注1報告書123頁などを参照。

16 「第12回国会参議院厚生委員会会議録」10号(昭和26年11月8日)。

17 前掲注1報告書127～130頁などを参照。

18 『第14・15回国会衆議院質問主意書及答弁書』「昭和二十七年らい予防法改正に関する原議綴」(厚生労働省所蔵)。

19 藤野豊編『近現代日本ハンセン病問題資料集成　戦後編2巻』(不二出版、2006年)111～114頁(「ハンゼン氏病草案」)。

20 前掲注1報告書102～104頁などを参照。

21 「第16回国会衆議院厚生委員会」11号(昭和28年7月2日)。

22 「第16回国会衆議院厚生委員会」12号(昭和28年7月3日)10頁。

23 山口正義・厚生省公衆衛生局長、同10頁。

24 山口正義・厚生省公衆衛生局長、同11頁。

25 前掲注1報告書105頁などを参照。

26 前掲注1報告書176～178頁などを参照。

27 1950年7月7日付「らい一斉調査につき協力依頼について」、「らい予防事業らい一斉調査の実施について」、「昭和25年度らい予防関係書類綴」(1)(大阪府庁所蔵)。

28 前掲注1報告書178～180頁などを参照。

29 前掲注1報告書433～452頁などを参照。

30 前掲注1報告書183頁などを参照。

31 前掲注1報告書181～183頁などを参照。

32 解放出版社編『ハンセン病国賠訴訟判決―熊本地裁［第一次～第四次］』(解放出版社、2001年)253～254頁などを参照。

33 前掲注32書255～256頁などを参照。

34 「第1回国会衆議院厚生委員会議録」17号(昭和22年9月26日)。

35 厚生省医務局「国立癩療養所に特別監置病棟(代用監獄又は拘置所の内容をもつもの)を附設するため予算概算を要求するにいたるまでの経過」。

36 時事新報(1949年6月20日)。

37 1950年付厚生大臣宛て宮崎松記「癩患者の強盗並巡査刺傷殺人未遂事件に関する報告」

38 「菊池医療刑務支所概要」。

39 熊本県「無らい県運動」検証委員会編「熊本県『無らい県運動』検証委員会報告書」(2014年) 110頁以下などを参照。

40 前掲注1報告書・別冊「ハンセン病問題に関する被害実態調査報告書」73〜81頁などを参照。

41 江藤さおり「ハンセン病療養所における『患者作業』の歴史―K園を中心として」人間文化研究3号 (2005年)のほか、桜木真理子「国立ハンセン病療養所栗生楽泉園の患者作業運営に見る制度 的交渉」現代民俗学研究11号(2019年)21頁以下などを参照。

42 ハンセン病国家賠償請求訴訟弁護団編『「らい予防法国賠訴訟」和泉眞藏証言―公正な審判 を下す最後の機会に』(皓星社、2001年)などを参照。

43 細田和子「共生社会への長い道のり―『らい予防法』廃止へのハンセン病当事者による運動の 軌跡」共生科学8巻(2017年)24〜35頁などを参照。

44 『近現代日本ハンセン病問題資料集成　補完12』(不二出版、2006年)94〜96頁(「〔長谷川・河 崎議員を訪問〕/社会保障制度以前のもの」)。

45 前掲注1報告書451頁以下などを参照。

46 前掲注1報告書105頁などを参照。

47 多磨全生園患者自治会編『倶会一処―患者が綴る全生園の七十年』(一光社、1979年)165頁 などを参照。

48 前掲注47書167頁などを参照。

49 1953年9月28日付各私立らい療養所長宛厚生省公衆衛生局長・医務局長「らい予防法の施行 及び未収容らい患者入所促進地区別連絡会議の開催について」(神山復生病院所蔵)。

50 前掲注1報告書620〜621頁などを参照。

51 「第26回国会衆議院社会労働委員会会議録」53号(昭和32年5月17日)。

52 前掲注1報告書620〜622頁などを参照。

53 前掲注1報告書622頁などを参照。

54 前掲注1報告書622〜623頁などを参照。

55 WHO Technical Report Series No.189 "EXPERT COMMITTEE ON LEPROSY Second Report"1960.

56 前掲注1報告書623頁などを参照。

57 「らい予防法」違憲熊本地裁判決(熊本地判平13・5・11判時1748号30頁)などを参照。

58 1954年6月16日付兵庫県衛生部長宛て結核予防課大野坦「復命書」(兵庫県庁所蔵)。

59 「らい患者入所勧奨及び送致一件綴」(奈良県庁所蔵)。

60 結核予防課「昭和三十二年度癩関係雑件綴」(厚生労働省所蔵)。

61 「昭和三十三年度癩雑件綴」(厚生労働省所蔵)。

62 前掲注32書234〜236頁などを参照。

63 前掲注32書236〜237頁を参照。

64 前掲注57裁判例などを参照。

65 「第1表(つづき)日本におけるらい治療及び研究施設と患者数の推移」厚生省医務局療養所課 内国立療養所史研究会『国立療養所史(らい編)』(厚生問題研究会、1975年)。

66 前掲注1報告書112頁などを参照。

67 全国ハンセン病氏患者協議会編『全患協運動史』(一光社、1977年)138頁などを参照。

68 前掲注32書232〜234頁などを参照。

69 前掲注1報告書・別冊「ハンセン病問題に関する被害実態調査報告書」128頁などを参照。

70 大谷藤郎『らい予防違法廃止の歴史』(勁草書房、1996年)271頁。

71 前掲注1報告書89頁などを参照。

72 前掲注32書13〜15頁などを参照。

73 前掲注32書15頁などを参照。

74 「第136回国会衆議院厚生委員会」6号(平成8年3月25日)2頁。

第3部　3つの差別事象から考える差別の偏見の所在

1 最高裁判所事務総局「ハンセン病を理由とする開廷場所指定に関する調査報告書」(平成28年4月)7頁などを参照。

2 全国ハンセン氏病患者協議会編『全患協運動史—ハンセン氏病患者のたたかいの記録』(一光社、2002年)65〜68頁などを参照。

3 国立療養所菊池恵楓園『菊池恵楓園50年史』(国立療養所菊池恵楓園、1960年)68頁などを参照。

4 野村浩之「黒髪校事件」飯能一小だより12号(2022年)〈http://www.hanno.ed.jp/daiichic/23.pdf(2024年11月27日最終閲覧)〉。

5 熊本県「無らい県運動」検証委員会編「熊本県『無らい県運動』検証委員会報告書」(2014年)134頁を参照。

第5部　ハンセン病問題の今——未来につなぐ

1 ハンセン病問題に係る全国的な意識調査に関する検討会「ハンセン病問題に係る全国的な意識調査報告書」113頁。

2 前掲注1報告書45頁。

3 前掲注1報告書63頁。

4 前掲注1報告書84頁。

5 前掲注1報告書63頁。

6 前掲注1報告書84頁。

7 前掲注1報告書84頁。

8 前掲注1報告書84頁。

9 前掲注1報告書113頁。

10 前掲注1報告書45頁。

11 前掲注1報告書63頁。

12 前掲注1報告書63頁。

13 前掲注1報告書84頁。

14 前掲注1報告書84頁。

15 前掲注1報告書84頁。

16 前掲注1報告書84頁。

近現代日本ハンセン病関係年表

※「資料1　近現代日本ハンセン病関係年表及びハンセン病文書等」財団法人日弁連法務研究財団ハンセン病問題に関する検証会議『ハンセン病問題に関する検証会議　最終報告書』（2005 年）853 ～ 863 頁をもとに作成した。

※主要な出来事については「●」を先頭に付し、ゴチック体で記した。

※年表内の［→●頁］は、「本書●頁を参照」を意味する。

年	国の政策に関する事項	医療・社会動向に関する事項
1868（明治1）年	●明治新政府成立	
1871（明治4）年	○穢多・非人等の称廃止の太政官布告により「物吉」などの「癩者」への呼称も廃止	
1873（明治4）年	○違式詿違条例により「癩者」の勧進禁止	○ノルウエーのアルマウェル・ハンセンが「らい菌」を発見［→ 10 頁］
1875（明治8）年		○後藤昌文が東京市に起廃病院を開設［→ 13 頁］
1877（明治10）年		○『起廃病院医事雑誌』創刊
1879（明治12）年	○内務省がハンセン病を地方病として感染症と区別する「町村衛生事務条項」を通達［→ 12 頁］	○高橋お伝処刑⇒夫がハンセン病であったとされ仮名垣魯文らが競って戯作化
1889（明治22）年	●大日本帝国憲法発布	○テストウィードが静岡県に神山復生病院を開設［→ 13 頁］
1894（明治27）年	●日清戦争勃発	○ケート・ヤングマンと好善社が東京市に目黒慰廃園を開設［→ 13 頁］
1895（明治28）年	●日清戦争講和⇒台湾領有	○ハンナ・リデルが熊本県に回春病院を開設［→ 13 頁］
1897（明治30）年	●伝染病予防法公布［→ 15 頁］	○第1回「国際らい会議」（ベルリン）で隔離が最上の方法と採択［→ 13 頁］
1898（明治31）年		○ジャン・マリー・コールが熊本県に待労病院を開設［→ 13 頁］
1899（明治32）年	●欧米との新条約発効⇒内地雑居開始 ●北海道旧土人保護法公布 ○帝国議会で「癩病患者及乞食取締ニ関スル質問」 ○光田健輔が東京市養育院に回春病室を設置し、ハンセン病患者の院内隔離を開始［→ 16 頁］	

年	国の政策に関する事項	医療・社会動向に関する事項
1900（明治33）年	●精神病者監護法公布 ○内務省が初めてハンセン病患者の調査実施〔→14頁〕	
1904（明治37）年	●日露戦争勃発	
1905（明治38）年	○帝国議会にハンセン病を対象に加える伝染病予防法案を山根正次らが提出⇨否決〔→15頁〕 ●日露戦争講和	○ハンナ・リデルが東京で政財界人に回春病院への援助を要請〔→13頁〕
1906（明治39）年	○帝国議会に山根正次らが癩予防法案を提出⇨審議未了	○綱脇龍妙が山梨県に身延深敬病院を開設〔→13頁〕 ○増田勇が横浜市のスラムでハンセン病患者への出張診療を開始
1907（明治40）年	○法律「癩予防ニ関スル件」公布〔→13頁〕	○ドルワル・ド・レゼー『癩病予防法実施私見』で患者の人権侵害を憂慮
1909（明治42）年	○法律「癩予防ニ関スル件」施行 ○全生病院・北部保養院・外島保養院・大島療養所・九州癩療養所開設〔→34頁〕	○第2回「国際らい会議」（ベルゲン）で任意隔離が望ましいと決議〔→18〜19頁〕
1910（明治43）年	●韓国併合 ○群馬県草津町議会、湯之沢地区に集住するハンセン病患者の追放を決議	
1913（大正2）年	○真宗大谷派教誨師本多慧孝が全国の療養所と「癩村」を調査	
1914（大正3）年	●第1次世界大戦参戦	
1915（大正4）年	○光田健輔が内務省に「癩予防に関する意見」を提出⇨絶対隔離を主張 ○全生病院で光田健輔院長により断種手術開始〔→16頁、25頁、41頁〕 ○「大正大礼」の際、放浪患者隔離強化のため外島保養院を拡張	

年	国の政策に関する事項	医療・社会動向に関する事項
1916（大正5）年	○地方長官会議に内務省衛生局が「療養所ニ収容セサル癩患者ニ関スル件」提出 ○全生病院が「私宅療養癩患者調」「特殊部落調附癩村調」を実施［→19頁］ ○内務省に保健衛生調査会設置第4部「癩」の委員に光田健輔が就任 ○法律「癩予防ニ関スル件」改正⇨懲戒検束規程明記［→41〜42頁］ ○朝鮮総督府が小鹿島慈恵医院を開設［→22〜23頁］	○西山光明院解体
1917（大正6）年	○光田健輔が内相に絶対隔離の島として西表島を最適とする「復命書」提出	
1918（大正7）年		○コーンウォール・リーが群馬県に聖バルナバ医院を開設［→13頁］
1919（大正8）年	●第1次世界大戦講和⇨赤道以北の旧独領南洋諸島の委任統治決定 ●結核予防法・精神病院法公布 ○保健衛生調査会第4部が「癩部落、癩集合地等ノ状況調査」実施 ○保健衛生調査会第4部が公私立ハンセン病療養所長会議を開催	
1920（大正9）年	○内務省が保健衛生調査会第4部の調査報告『各地方ニ於ケル癩部落、癩集合地ニ関スル概況』を刊行［→19頁］ ○保健衛生調査会が「根本的癩予防要項」を決定⇨1万人隔離を目標［→20頁］	

年	国の政策に関する事項	医療・社会動向に関する事項
1923（大正12）年		○第3回「国際らい会議」（ストラスブルグ）で隔離は人道的にすること、患者より産まれたこどもはその両親より分離することなどを決議　光田健輔も出席［→20頁］
1924（大正13）年		○服部けさ・三上千代が群馬県に鈴蘭病院を開設するが服部の急死で閉鎖
1925（大正14）年		○三上千代が鈴蘭病院を鈴蘭園として再建 ○賀川豊彦らにより日本MTL設立［→27頁、76頁］
1926 （大正15、昭和1）年		○後藤静香の希望社が癩病撲滅運動を開始
1927（昭和2）年	○人口食糧問題調査会で内閣書記官長鳩山一郎がハンセン病患者への強制的な産児制限に言及 ●花柳病予防法公布	
1928（昭和3）年	○「昭和大礼」の際、放浪患者隔離強化のため外島保養院を拡張 ○南洋庁がヤルートにハンセン病療養所開設	○日本癩学会設立 ○日本赤十字社「民族衛生展覧会」でハンセン病についても展示
1929（昭和4）年	○法律「癩予防ニ関スル件」改正国立療養所開設を明記 ○愛知県で無癩県運動開始［→26頁］ ○南洋庁がサイパンにハンセン病療養所開設	
1930（昭和5）年	○岡山県に最初の国立療養所長島愛生園開設［→21頁］ ○台湾総督府が楽生院を開設［→22頁］ ○南洋庁がヤップにハンセン病療養所開設	○「国際連盟らい委員会」（バンコク）で、隔離は伝染のおそれありと認められた患者にのみ適用すべきと明言
1931（昭和6）年	○宮古南静園開設［→31頁］ ○癩予防協会設立［→22頁］ ○癩予防法公布［→22頁］ ●満州事変勃発 ○長島愛生園で十坪住宅運動開始［→29〜31頁］ ○南洋庁がパラオにハンセン病療養所開設	○大島療養所で入所者が自治会結成を求めて決起［→46頁］ ○真宗大谷派光明会設立［→76頁］

年	国の政策に関する事項	医療・社会動向に関する事項
1932（昭和7）年	●「満州国」建国 ○朝鮮癩予防協会設立 ○貞明皇后の誕生日に当たる6月25日を癩予防デーに決定［→28頁］ ○貞明皇后が「癩患者を慰めて」と題した和歌を発表［→28頁］ ○栗生楽泉園開設［→31頁］	
1933（昭和8）年	○台湾癩予防協会設立 ○満州癩予防協会設立	○外島保養院で日本プロレタリア癩者解放同盟結成［→46頁］ ○外島保養院長村田正太が左翼患者らを追放 ○日本赤十字社「結婚衛生展覧会」でハンセン病についても展示
1934（昭和9）年	○台湾に癩予防法公布［→22頁］ ○朝鮮総督府が慈恵医院を小鹿島更生園に改組［→23頁、34頁］ ○衆議院に荒川五郎らがハンセン病患者も断種の対象とする民族優生保護法案を提出するが審議未了	○外島保養院が室戸台風で崩壊
1935（昭和10）年	○朝鮮に癩予防令公布［→23頁］ ○星塚敬愛園開設［→31頁］ ○衆議院に荒川五郎らがハンセン病患者も断種の対象とする民族優生保護法案を再提出するが審議未了	
1936（昭和11）年	○ハンセン病の「二十年根絶計画」開始⇨無癩県運動が全国で活発化［→21頁］	○長島愛生園で入所者が自治会結成などを求めて決起
1937（昭和12）年	●日中全面戦争勃発	
1938（昭和13）年	●厚生省設置 ○光明園開設 ○栗生楽泉園に「特別病室」＝重監房開設［→47～48頁］ ○沖縄県が国頭愛楽園を開設	○小川正子『小島の春』刊行 ○第4回「国際らい会議」（カイロ）疫学・監理分科会で、合理的退所期も保証されねばならないと報告

年	国の政策に関する事項	医療・社会動向に関する事項
1939（昭和14）年	○東北新生園開設［→31頁］ ○「満州国」に同康院開設 ○貴族院職員健康保険法案特別委員会で厚生省予防局長高野六郎が、ハンセン病に罹りやすい体質への懸念を示し、患者が生む子どもは少ないほうがよいと答弁	
1940（昭和15）年	●紀元2600年「奉祝」 ●国民優生法公布 ○患者への断種を明記した癩予防法改正案が上程されるが審議未了［→25頁］ ○熊本市郊外の本妙寺の病患者集落を警察官が解体［→31頁］ ○1万人隔離目標達成	○映画「小島の春」（監督豊田四郎）上映
1941（昭和16）年	○群馬県草津町湯之沢の患者集落解散［→31頁］ ○公立療養所を国立移管［→24頁、32〜33頁］ ○日本癩学会が小笠原登の学説を封殺 ●対米英戦争勃発	○インド「らい予防委員会」（ニューデリー）で、隔離は治療、宣伝、福祉活動によつて、その効果が増大せられるものであると明言 ○回春病院閉鎖 ○聖バルナバ医院閉鎖
1942（昭和17）年	○長島愛生園医官早田皓が「救癩挺身隊」結成を主張	○慰廃園閉鎖
1943（昭和18）年	○奄美和光園開設 ○全国癩療養所長会議が「大東亜癩絶滅ニ関スル意見書」を陸相・海相・大東亜相・厚相に提出 ○日本海軍がナウル島の患者約40名を虐殺	○アメリカでプロミンの効果承認［→57頁、82頁］
1944（昭和19）年	○駿河療養所開設 ○沖縄で日本軍による患者隔離開始	
1945（昭和20）年	○沖縄戦で愛楽園・南静園被害［→40頁］ ●敗戦⇨連合国軍による占領開始	

年	国の政策に関する事項	医療・社会動向に関する事項
1946（昭和21）年	○アメリカ海軍軍政部本部が沖縄に対しハンセン病患者の隔離を指令 ○東京第2区衆議院議員補欠選挙で隔離されたハンセン病患者が初めて選挙権行使 ●日本国憲法公布	
1947（昭和22）年	○菊池恵楓園長宮崎松記が無癩県運動の継続を主張［→73頁］ ○アメリカ軍政府長官フレデリック・ハイドンが南西諸島住民に対しハンセン病患者の隔離を通告 ●日本国憲法施行 ○重監房が国会で問題化⇒廃止［→83～84頁］ ○高松宮宣仁による全国のハンセン病療養所慰問の開始	○日本でもプロミン治療が開始され第20回日本癩学会でプロミン治療について報告［→58頁、82頁］
1948（昭和23）年	○優生保護法公布⇒ハンセン病患者・配偶者の断種・堕胎明記［→60頁］ ○衆議院厚生委員会で東龍太郎厚生省医務局長が軽快退所を認める法改正の意向を答弁	○多磨全生園でプロミン獲得促進委員会結成［→58頁］ ○第5回「国際らい会議」（ハバナ）で非伝染性の患者の隔離を否定［→60～62頁］
1949（昭和24）年	○プロミン購入の予算5,000万円確保 ○国立療養所長会議で光田健輔ら軽快退所に強く反対［→60頁、63頁、74頁］ ○GHQ公衆衛生福祉局が日本の隔離政策を是認する報告をアメリカ太平洋陸軍総司令部幕僚部高級副官部に提出	○GHQの勧告で星塚敬愛園の自治会解散

年	国の政策に関する事項	医療・社会動向に関する事項
1950（昭和25）年	○厚生省、癩予防法の懲戒検束規定は違憲ではないと各所長に通知 ○衆議院厚生委員会で光田健輔が朝鮮半島から密入国患者が激増すると答弁 ●朝鮮戦争勃発 ○厚生省・法務府が菊池恵楓園の敷地内に癩刑務所を設置することで合意 [→84～86頁]	○栗生楽泉園で入所者が乱闘、3人死亡 [→63頁] ○熊本県でハンセン病患者らが巡査を刺傷 ○長島愛生園でプロミン治療による軽快退所
1951（昭和26）年	○光田健輔が厚生省に「国際癩対策意見」を提出⇨絶対隔離、断種維持、朝鮮からの密入国患者への取締りを主張 ○衆議院行政監察特別委員会で光田健輔が朝鮮半島から密入国患者が激増すると証言 [→64頁] ○菊池恵楓園の1,000床拡張工事着工 ○熊本県で菊池事件被疑者F氏逮捕 [→116頁] ●サンフランシスコ平和条約締結⇨沖縄・奄美地区はアメリカの施政権下 ○「出入国管理令」公布⇨ハンセン病患者の入国禁止を明記 ○光田健輔に文化勲章を授与 ○参議院厚生委員会で光田健輔・宮崎松記・林芳信ら隔離強化を主張 [→65頁、128～129頁]	○全国国立癩療養所患者協議会（全癩患協 1953年4月より全患協）結成 [→67頁] ○山梨県で患者一家9人が心中 [→78～80頁] ○第3回汎アメリカらい会議（ブェノスアイレス）で伝染性患者と非伝染性患者の処遇を区別することを確認
1952（昭和27）年	●サンフランシスコ平和条約発効⇨占領の終了 ○藤楓協会設立 ○衆議院で長谷川保の「癩予防と治療に関する質問」に対し、吉田茂首相が癩予防法は憲法に抵触しないと答弁 [→65～66頁]	○全癩患協が癩予防法改正促進委員会を結成 ○WHO「らい専門委員会」（リオデジャネイロ）で遠隔地への隔離を否定

年	国の政策に関する事項	医療・社会動向に関する事項
1953（昭和28）年	○長谷川保が全癩患協の意向を受けたハンゼン氏病法案を作成 ○熊本刑務所菊池医療刑務支所＝癩刑務所開設［→84〜86頁］ ●朝鮮戦争休戦 ○らい予防法公布［→72頁］ ○熊本地裁が菊池事件被告人Ｆ氏に死刑判決［→116頁］ ○奄美地区の日本復帰により和光園も厚生省管轄に復帰	○第6回「国際らい会議」（マドリード）で各国の従来の法・規則の改正を勧告［→94〜95頁］ ○経口投与可能なDDSの国産化開始
1954（昭和29）年	○ジェームス・ダウルが沖縄のアメリカ民政府に対し、ハンセン病患者の社会復帰と在宅治療を勧告	○龍田寮児童通学拒否事件（黒髪校事件）勃発［→118〜132頁］
1955（昭和30）年	○岡山県立邑久高等学校新良田教室開校 ○国立らい研究所開設	○映画「ここに泉あり」（監督今井正）上映⇨全患協が抗議
1956（昭和31）年		○マルタ騎士会主催ハンセン病患者の保護および社会復帰に関する国際会議（ローマ）で差別法の廃止を決議［→95頁］
1957（昭和32）年	○龍田寮廃止［→127頁］ ○最高裁が菊池事件被告人Ｆ氏の上告棄却⇨死刑確定 ○厚生省が退所基準を作成 ●朝日訴訟提訴	
1958（昭和33）年	○厚生省が軽快退所基準を発表［→102頁］ ○第7回「国際らい会議」（東京）で厚生省医務局長小沢龍が未収容患者を感染源として隔離することを報告［→96頁］ ○沖縄のアメリカ民政府公衆衛生副支部長アーヴィン・マーシャルがハンセン病患者の軽快退所と在宅治療を認める発言	○国民救援会が菊池事件について、「Ｆ氏を救う会」結成［→117頁］ ○第7回「国際らい会議」（東京）で強制隔離政策の全面破棄を勧告［→96〜97頁］
1960（昭和35）年	●60年安保闘争 ○国民年金法改正によりハンセン病療養所入所の不自由者に対し障害福祉年金支給	○在日朝鮮・韓国人ハンセン病患者同盟結成

年	国の政策に関する事項	医療・社会動向に関する事項
1961（昭和36）年	○沖縄でハンセン氏病予防法公布⇨強制隔離とともに軽快退所・在宅治療を明記	
1962（昭和37）年	○菊池事件被告人Ｆ氏に死刑執行	
1963（昭和38）年	○らい予防法改正の気運が高まるが挫折	○全患協が厚生大臣に「らい予防法改正要望書」を提出
1964（昭和39）年	○鳥取県での里帰り実現⇨以後、他の都道府県にも波及	
1967（昭和42）年	●朝日訴訟で最高裁が上告人の死亡により訴訟終了と判決	
1968（昭和43）年	○ハンセン氏病対策議員懇談会結成	
1970（昭和45）年		○「あつい壁」(監督中山節夫)上映
1972（昭和47）年	○沖縄の日本復帰により愛楽園・南静園も厚生省の管轄に復帰	○長島架橋促進入園者委員会結成
1973（昭和48）年	○藤楓協会が厚生省から委託を受け「らい予防事業対策調査検討委員会」を発足	
1974（昭和49）年		○映画「砂の器」(監督野村芳太郎)上映に全患協が抗議 ○リファンピシン治療開始
1976（昭和51）年		○全患協が「在宅治療の促進」について提唱
1980（昭和55）年	○全患協が厚生省と藤楓協会に対し、「らい」を「ハンセン氏病」と改めるよう申入れ⇨「らい」を段階的に変更ないし削除するとの回答	
1985（昭和60）年	○長島架橋工事着工	
1987（昭和62）年	○新良田教室閉校 ○邑久長島大橋のゲート設置をめぐり紛糾	

年	国の政策に関する事項	医療・社会動向に関する事項
1988（昭和63）年	○邑久長島大橋開通［→ 100頁］ ●薬害エイズ訴訟提訴 ●エイズ予防法公布	
1989 （昭和64、平成1）年	○昭和天皇の大喪に際し、らい予防法の外出制限違反が大赦の対象となったため全患協が政府に抗議、撤回	
1990（平成2）年		○全患協が支部長会議で「らい予防法」改正運動推進を決定
1991（平成3）年		○全患協が厚生大臣に「らい予防法改正要請書」（「ハンセン氏病予防法」改正草案）を提出［→ 107 〜 108 頁］
1992（平成4）年		○身延深敬園閉鎖
1993（平成5）年	○高松宮記念ハンセン病資料館開館［→ 109 頁］	
1994（平成6）年	○藤楓協会理事長大谷藤郎が「らい予防法」廃止と医療・処遇の最低限の確保の新法制定という個人見解を全患協に提示［→ 108 頁］	
1995（平成7）年	○厚生省保健医療局長の私的検討会「らい予防法見直し検討会」が「報告書」に「らい予防法」廃止を明記［→ 109 頁］ ○優生保護法のハンセン病を理由とした最後の断種実施	○「日本らい学会」が「らい予防法」廃止を表明
1996（平成8）年	○優生保護法のハンセン病を理由とした最後の堕胎実施 ●薬害エイズ訴訟和解 ○「らい予防法の廃止に関する法律」公布［→ 110 頁］ ○優生保護法が母体保護法に改正	○真宗大谷派が「ハンセン病に関わる真宗大谷派の謝罪声明」発表 ○「日本らい学会」が日本ハンセン病学会と改称 ○全患協が全国国立ハンセン病療養所入所者協議会（全療協）と改称
1997（平成9）年		○日本ハンセン病学会長が「らい予防法」廃止は間違いと発言 ○「ハンセン病に関わる日本基督教団の謝罪声明」発表

年	国の政策に関する事項	医療・社会動向に関する事項
1998（平成10）年	○ハンセン病国賠訴訟、熊本地裁に提訴〔→139〜141頁〕 ●感染症予防法公布⇒エイズ予防法廃止	
1999（平成11）年	○ハンセン病国賠訴訟、東京地裁・岡山地裁にも提訴	
2001（平成13）年	○熊本地裁、原告勝訴の判決⇒国は控訴断念、東京地裁・岡山地裁でも和解成立〔→41頁、103頁、141〜145頁〕 ○隔離により中退させられたハンセン病回復者に対し金沢大学附属中学校が卒業証書を授与 ○遺族・非入所者との和解成立	
2002（平成14）年	○ハンセン病問題に関する検証会議設置	
2003（平成15）年	○藤楓協会解散、ふれあい福祉協会が事業を継承	○遺族組織「れんげ草の会」結成〔→146頁〕 ○鳥取県で、行政の対応に不満を持った患者遺族が県職員を刃物で襲い殺人未遂罪で逮捕 ○熊本県の温泉ホテルがハンセン病回復者の宿泊を拒否〔→132〜134頁、160頁〕
2004（平成16）年	○韓国・台湾のハンセン病回復者が日本政府に補償を求めて提訴	
2005（平成17）年	○多磨全生園における医療過誤裁判で東京地裁が原告勝訴判決 ○ハンセン病問題に関する検証会議が最終報告書を厚生労働省に提出 ○旧日本統治下における「朝鮮」・「台湾」ハンセン病補償判決⇒東京地裁は、「朝鮮」については国の補償金の不支給決定を是認する結論を、「台湾」については不支給決定を取り消す結論の異なる２つの判決が下した	○ハンセン病市民学会設立発表

年	国の政策に関する事項	医療・社会動向に関する事項
2006（平成18）年	○「ハンセン病療養所入所者等に対する補償金の支給等に関する法律の一部を改正する法律」の公布・施行⇨「朝鮮」「台湾」の元患者も保障の対象に ○ハンセン病問題に関する検証会議の提言に基づく再発防止検討会を設置 ○第1回ハンセン病問題に関するシンポジウム（厚生労働省主催）を開催	
2007（平成19）年		○国立ハンセン病資料館がリニューアルオープン
2008（平成20）年	○「ハンセン病問題の解決の促進に関する法律（ハンセン病基本法）」の制定［→145頁］ ○元患者らを救済する韓国ハンセン人特別法が制定	
2009（平成21）年	○「ハンセン病問題の解決の促進に関する法律」の施行。 ○ハンセン病問題に関する検証会議の提言に基づく再発防止検討会が「患者の権利を中核とする医療基本法」の制定を提言。	○6月22日を「らい予防法による被害者の名誉回復及び追悼の日」と定める⇨第1回の「追悼の日」を挙行。
2011（平成23）年		○入所者の高齢化・少数化により機能が低下した自治会運動をサポートするために邑久光明園で外部有識者も参加する人権擁護委員会を設置 ○患者への追悼や国の反省の言葉を刻んだ石碑を霞が関の厚生労働省敷地内に建立
2014（平成26）年	○韓国高裁が韓国政府に対し断種や堕胎を強制された元患者らに賠償を命じる判決	○熊本県ハンセン病問題検証委員会が報告書を県に提出

年	国の政策に関する事項	医療・社会動向に関する事項
2015（平成27）年	○国の強制隔離政策などで当事者だけではなく家族も偏見や差別の被害を受けたとして、国と県に損害賠償を求めた訴訟の判決で、鳥取地裁は請求を棄却［→ 146 頁］	
2016（平成28）年	○最高裁が「ハンセン病を理由とする開廷場所指定に関する調査報告書」を公表し、最高裁裁判官会議、最高裁長官がともに謝罪を表明［→ 153 ～ 155 頁］	○「ハンセン病問題に関する親と子のシンポジウム」（法務省主催）を開催
2017（平成29）年		○再発防止検討会はハンセン病療養所入所者・退所者聞き取り調査結果報告書を作成
2019（平成31、令和1）年	○ハンセン病家族国家賠償請求訴訟の熊本地裁判決⇨国に賠償を命じる⇨首相が控訴を断念する方針を表明、関係閣僚に方針に沿った検討を指示［→ 148 ～ 150 頁］○「ハンセン病元患者家族に対する補償金の支給等に関する法律」、「ハンセン病問題の解決の促進に関する法律の一部を改正する法律」を公布、施行⇨旧植民地の元患者家族も対象に［→ 150 ～ 151 頁］	
2020（令和2）年	○菊池事件再審不請求国賠訴訟熊本地裁判決⇨特別法廷は違憲の判決［→ 155 ～ 157 頁］○市民らが菊池事件の再審請求（国民的再審請求）を熊本地裁に提訴［→ 159 頁］	
2021（令和3）年	○韓国の元患者家族62人が日本の厚生労働省に補償申請○国は「ハンセン病に係る偏見差別の解消のための施策検討会」を設置	

年	国の政策に関する事項	医療・社会動向に関する事項
2022（令和4）年	○長野県は「ハンセン病に係る公文書の保管状況等調査結果」を公表	○総理府は「人権擁護に関する世論調査」を実施⇨結果をまとめた報告書では、「人権問題に対する関心」を聞くと、「ハンセン病患者・元患者やその家族」は10.5％で、前回の調査（平成29年10月）の11.2％よりもポイントを落としている［→168頁、169〜171頁］ ○邑久光明園で人権擁護委員会が病理解剖検証報告書を提出
2023（令和5）年	○ハンセン病差別解消施策検討会が最終報告書を国に提出［→168頁］ ○国は「ハンセン病問題に係る全国的な意識調査に関する検討会」を設置	
2024（令和6）年	○「ハンセン病問題に係る全国的な意識調査検討会」が報告書を国に提出［→168頁］ ○旧優生保護法は憲法違反との最高裁判決［→160〜163頁］	○菊池恵楓園の歴史資料館は、旧陸軍が開発を進め、園の入所者を対象に投与された「虹波」と呼ばれる薬剤の臨床試験中に9人が死亡したとする調査結果の中間報告をまとめて公表［→52〜54頁］

●患者作業(包帯の巻き直し)　全生病院(現多磨全生園)⇨本書44頁

●患者作業(洗濯場)　全生病院(現多磨全生園)　1937(昭和12)年か⇨本書44頁

●患者作業(野菜を収穫する農産部)　全生病院(現多磨全生園)⇨本書45頁

●患者作業(道路の舗装作業)　全生病院(現多磨全生園)　1929(昭和4)年⇨本書45頁

●患者作業(養豚)　全生病院(現多磨全生園)　1935(昭和10)年⇨本書45頁

●患者作業(教師)　全生病院(現多磨全生園)　1910(明治43)年⇨本書45頁

●「重監房」の跡　栗生楽泉園　2006(平成18)年撮影⇨本書47頁

●尊厳回復の碑　多磨全生園　2013(平成25)年撮影⇨本書51頁

●プロミンのアンプル⇨本書57頁

●プロミン注射　栗生楽泉園　1950(昭和25)年ごろ⇨本書58頁

●参議院裏の座り込み　1953(昭和28)年⇨本書67頁

●園内のデモ行進　長島愛生園　1953(昭和28)年⇨本書69頁

●岡山県立邑久高等学校新良田教室　長島愛生園　1955(昭和30)年か⇨本書70頁

●美容室　多磨全生園　1960年代前半【撮影／趙根在】⇨本書87頁

●ごみ回収　長島愛生園　1970(昭和45)年【撮影／趙根在】⇨本書87頁

●くみ取り　松丘保養園　1966(昭和41)年【撮影／趙根在】⇨本書87頁

●火葬　多磨全生園　1960年代前半【撮影／趙根在】⇨本書87頁

●木炭運び　栗生楽泉園　1966(昭和41)年【撮影／趙根在】⇨本書87頁

●新婚　栗生楽泉園　1967(昭和42)年【撮影／趙根在】⇨本書93頁

●ヒイラギの垣根　多磨全生園　1953年撮影⇨本書99頁

●控訴断念要求　2001(平成13)年⇨本書144頁

●ハンセン病家族訴訟の熊本地裁前での勝訴発表　2019(令和1)年⇨本書147頁

●ハンセン病家族訴訟判決報告集会　2019(令和1)年⇨本書148頁

●納骨堂内　多磨全生園　1960年代か【撮影／趙根在】⇨本書179頁

●旧納骨堂　全生病院(現多磨全生園)　1935(昭和10)年⇨本書179頁

著者略歴

内田博文（うちだ・ひろふみ）

1946年大阪府生まれ。京都大学大学院法学研究科修士課程修了。九州大学名誉教授。専門は刑事法学（人権）、近代刑法史研究。

国立ハンセン病資料館館長（2021年から）、熊本県ハンセン病問題啓発推進委員会委員長（2015年から）、全国精神医療審査会連絡協議会理事（2017年から）、ハンセン病市民学会共同代表（2005年から）などを務める。

厚生労働省第三者機関「ハンセン病問題に関する検証会議」（2002〜2005年）副座長、同「ハンセン病問に関する題検証会議の提言に基づく再発防止検討会」（2006〜2019年）座長代理、同「ハンセン病に係る偏見差別の解消のための施策検討会」（2021〜2023年）座長を務めた。

ハンセン病患者の権利擁護を中心とする医療基本法や差別禁止法の法制化の問題のほか、こどもの権利問題にも取り組んでいる。

主な単著に『刑法学における歴史研究の意義と方法』（九州大学出版会）、『ハンセン病検証会議の記録』（明石書店）、『日本刑法学のあゆみと課題』（日本評論社）、『刑事判例の史的展開』『自白調書の信用性』『更生保護の展開と課題』（以上、法律文化社）、『治安維持法と共謀罪』（岩波書店）、『刑法と戦争―戦時治安法制のつくり方』『治安維持法の教訓―権利運動の制限と憲法改正』『法に触れた少年の未来のために』『医事法と患者・医療従事者の権利』（以上、みすず書房）、『感染症と人権―コロナ・ハンセン病問題から考える法の役割』（解放出版社）など。

現代人文社の関連書籍

日本の医療を切りひらく医事法
歴史から「あるべき医療」を考える

内田博文、岡田行雄　編著

内山真由美、大場史朗、大藪志保子、岡本洋一、櫻庭聡、森尾亮　著

本体2,700円＋税　ISBN978-4-87798-800-5　四六判・並製・320頁

「医療基本法のグランドデザインを提示する」

医療基本法のグランドデザインを提示する医事法は、医療を社会の「公共財」と位置づけ、この公共財の維持・確保を国などに義務づける。これが医事法の本来の役割である。医事法に無関係の人はありえず、法における最重要の分野の一つといってもよい。しかしながら、現状は国策に奉仕するための医療を下支えするための医事法と言っても過言ではなく、医事法の本来の役割をまっとうしているといえるものではない。医療の当事者である、患者と医療従事者の権利擁護もままならない状況である。

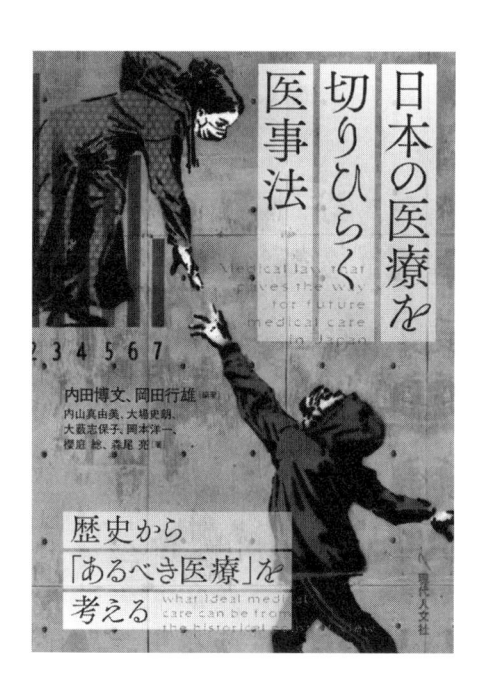

本書は、我が国のこれまでの著名な医療過誤事件を扱いながら、医療被害の歴史や経緯を説明し、現状の医事法の問題点を炙り出し、私たち、一人ひとりが、「医療改革」の客体ではなく、主体になることを志向するための医事法の新たな枠組みを提示する。

基礎から学ぶ、ハンセン病問題

──教訓を〝希望ある未来〟に生かすために

2025年2月15日　第1版第1刷発行

著　者	内田博文
発行人	成澤壽信
編集人	齋藤拓哉
発行所	株式会社　現代人文社
	160-0004　東京都新宿区四谷2-10八ッ橋ビル7階
	Tel：03-5379-0307　Fax：03-5379-5388
	Web：www.genjin.jp
発売所	株式会社　大学図書
印刷所	株式会社　シナノ書籍印刷
装　丁	竹中尚史

検印省略　Printed in Japan
ISBN　978-4-87798-876-0 C3036
©2025　UCHIDA Hirofumi